中药学实验教学系列教材

指导委员会

主任　彭代银

委员　许　钒　桂双英　金　涌　陈　浩　年四辉

　　　　韩邦兴　王文建　施伶俐　王甫成

编　委　会

主编　桂双英

编委　（按姓氏笔画排序）

马　伟	马世堂	马灵珍	马陶陶	方艳夕
方清影	王　汀	王　茜	王存琴	包淑云
申传濮	任小松	刘　东	刘汉珍	刘劲松
刘超祥	刘耀武	华　芳	安凤霞	年四辉
朱　惠	朱月健	朱富成	汝燕涛	许　燕
闫　攀	何　宁	何宝佳	吴　飞	宋　珏
宋向文	张　伟	张艳华	张晴晴	李　军
李　芳	李丽华	李耀亭	杨青山	沈　悦
陆松侠	陆维丽	陈　浩	陈乃东	陈艳君
周凌云	朋汤义	郑峙澐	施伶俐	查良平
胡婷婷	赵玉姣	郭伟娜	顾晶晶	黄　琪
储姗姗	储晓琴	彭　灿	彭华胜	程　翔
程铭恩	谢　晋	谢冬梅	窦金凤	戴　军

普通高等学校“十三五”省级规划教材
中药学实验教学系列教材

中药药剂学实验

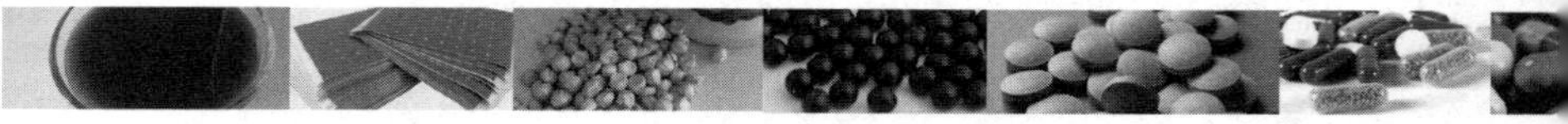

主　审　桂双英
主　编　何　宁
副主编　王　汀　施伶俐　刘　东
编　委（按姓氏笔画排序）
马　伟（亳州学院）
王　汀（安徽医科大学）
朱　惠（亳州学院）
华　芳（安徽新华学院）
刘　东（皖西学院）
李　芳（皖西学院）
吴　飞（亳州职业技术学院）
何　宁（安徽中医药大学）
陈艳君（皖西学院）
郑峙澐（安徽中医药大学）
施伶俐（安徽新华学院）
彭　灿（安徽中医药大学）
窦金凤（安徽科技学院）

中国科学技术大学出版社

内 容 简 介

本书为普通高等学校"十三五"省级规划教材之一,并于2018年立项为"安徽省一流教材建设项目"。本书是在多所高校自编实验讲义的基础上编写而成的,并充分吸收各高校的实验教改成果和科研成果。全书共设置25个实验,在实验选择上力求突出中药制剂特色,并引入现代制剂技术和手段。

本书可供医学院校中药学、药学及其相关专业的学生学习使用,也可供药物制剂的生产和研发人员参考。

图书在版编目(CIP)数据

中药药剂学实验/何宁主编 .—合肥:中国科学技术大学出版社,2020.9
(中药学实验教学系列教材)
ISBN 978-7-312-05001-5

Ⅰ.中⋯ Ⅱ.何⋯ Ⅲ.中药制剂学—实验 Ⅳ.R283-33

中国版本图书馆CIP数据核字(2020)第140436号

中药药剂学实验

ZHONGYAO YAOJIXUE SHIYAN

出版	中国科学技术大学出版社
	安徽省合肥市金寨路96号,230026
	http://press.ustc.edu.cn
	https://zgkxjsdxcbs.tmall.com
印刷	安徽国文彩印有限公司
发行	中国科学技术大学出版社
经销	全国新华书店
开本	710 mm×1000 mm 1/16
印张	11.75
字数	217千
版次	2020年9月第1版
印次	2020年9月第1次印刷
定价	36.00元

序

中药学是实践特色突出的学科门类,坚持以立德树人为根本任务,"科学思维与中医药思维"并重和"传承有特色、创新有基础、服务有能力"是中药学专业人才培养理念与目标。实验教学是中药学专业人才培养的重要组成部分,是实现教学理论与实践紧密结合,培养学生中医药思维、提升创新意识、提高中药技能和综合运用能力的必要手段和不可或缺的主要环节。

实验教材作为实验教学内容与方法的信息载体,是开展实验教学的基本依据,是深入教学改革和保障教学质量的重要基础,也是教学改革和科研成果的固化。教材建设并不是单项行为,在学科、专业、课程、教材一体化体系中,它是人才培养目标实现的重要支撑;同时,教材具有鲜明的与时俱进的时代性,是不同历史阶段保障"为谁培养人""培养什么人""怎么培养人"的核心教学资源。

当前,中医药高等教育正由规模化向内涵式发展转变,安徽中医药大学在四十载中药学专业人才培养实践中,以立德树人为根本,立足"北华佗,南新安"的中医药辉煌历史和种类丰富的中药资源特色,面向地方中医药产业发展需求,持续不断进行教育教学改革,逐步形成了"能识药、能制药、能用药、能评药、能创药"的五种专业能力培养目标,以及具有创新性的应用型高素质中药人才培养模式,并在省内产生了较为广泛的辐射示范效应。但是,与之相应的、与"专业五能"培养相关的实验教材相对缺乏。

　　因此，本套安徽省规划教材——"中药学实验教学系列教材"的编写具有重要的现实意义。首先，该系列教材的出版与中药学"专业五能"的培养紧密联系，它囊括了中药学专业核心实验课程教材——《药用植物学显微实验》《中药鉴定学实验》《中药化学实验》《中药药剂学实验》《中药炮制学实验》《生物药剂学与药物动力学实验》，及时满足了新时期"专业五能"实践能力培养的迫切需求；其次，该系列教材的编写，凝聚了安徽省各高校中药学专业骨干教师的共同智慧和经验，在此过程中各位老师碰撞出了思想火花、凝聚了共识，形成了"老中青"相结合的编写队伍，有力提升了师资队伍水平。最后，该系列教材强调中药传统技能的传承，培养学生的综合能力与创新思维，融入新的实验方法和技术，为凸显地方特色、培养符合地方实际需求的中药专业人才、巩固安徽中药人才培养改革成果提供有力支撑。

　　故愿应邀作序，祝愿该系列教材成为打造安徽中药学专业实验教学特色的有力抓手！祝愿中药学人才"专业能力"培养能够立足内涵、面向中药产业和行业取得更大的进步，为安徽中药学专业人才的高质量发展做出贡献！

彭代银

2019年12月

前　　言

　　本书为普通高等学校"十三五"省级规划教材之一,并于2018年立项为"安徽省一流教材建设项目"。中药药剂学是中药学类专业的核心专业课程,具有很强的综合性和应用性。为了满足安徽省中药药剂学实验教学发展的需求,特联合安徽中医药大学、安徽医科大学、皖西学院、安徽科技学院、新华学院、亳州职业技术学院、亳州学院等开设中药学专业的院校合作编写本书。

　　本书在编写过程中主要参考各参编单位的自编实验讲义,并充分吸收各高校的实验教改成果和科研成果。全书共设置25个实验,其中验证性实验11个,综合性实验12个,设计性实验2个,内容涵盖传统中药制剂、现代中药制剂、制剂新技术与新剂型以及药物稳定性实验等,在实验项目选择上力求突出中药制剂特色,并引入现代制剂技术和手段。

　　本书编写分工如下:浸出制剂、乳剂、片剂的制备由安徽新华学院施伶俐、华芳共同编写;均相液体制剂、丸剂、颗粒剂、黑膏药的制备由亳州学院朱惠、马伟共同编写;混悬剂、散剂的制备由亳州职业技术学院吴飞编写;注射剂、包合物、脂质体的制备由安徽医科大学王汀编写;胶囊剂的制备、固体制剂溶出度的测定由安徽科技学院窦金凤编写;软膏剂与乳膏剂、糊剂、栓剂、膜剂的制备由皖西学院刘东、陈艳君、李芳共同编写;微囊、贴膏剂以及凝胶剂的制备,经典恒温法预测药物有效期,丹皮酚的提取及包合物的制备,黄芩胶囊的制备工艺及其质量研究,老鹳草软膏的制备工艺及质量研究由安徽中医药大学何宁、彭灿、郑峙澐共同编写。

本书可供医学院校中药学、药学及其相关专业的学生学习使用,也可供药物制剂的生产和研发人员参考。

本书在编写过程中得到了各参编单位的大力支持,安徽中医药大学桂双英教授负责审稿,并给予了具体指导,在此表示衷心感谢,同时感谢中国科学技术大学出版社的领导和编辑们的鼎力协助。

中药药剂学实验涉及的基础知识和技术领域非常广泛,专业性和实用性很强,由于编者水平有限,疏漏之处在所难免,敬请读者提出宝贵的意见和建议,以便进一步修订完善。

编　者

2020年3月31日

目　　录

实验一　浸出制剂的制备

一、实验目的

（1）掌握浸膏剂、流浸膏剂、煎膏剂的制备方法。

（2）熟悉回流法、浸渍法、渗漉法的操作要点。

（3）了解浸膏剂、流浸膏剂、煎膏剂的质量检查方法。

二、实验原理

浸出制剂是指用适宜的溶剂和方法,浸提饮片中的有效成分而制成的供内服或外用的一类制剂,包括汤剂、合剂、糖浆剂、煎膏剂、酒剂、酊剂、流浸膏剂和浸膏剂等。浸出制剂保留了药材所含的各种成分,有利于发挥药材各种成分的生物活性,且各成分间可发挥相辅相成或相互制约的作用,或增强疗效,或降低毒性,符合中医药理论。浸出制剂服用量小,药效缓和、持久,副作用小,大部分浸出制剂可直接用于临床,也可作为颗粒剂、片剂、中药注射剂等其他制剂的原料。

浸膏剂是指饮片用适宜的溶剂提取有效成分,蒸去大部分或全部溶剂,调整至规定浓度而成的制剂。除另有规定外,浸膏剂1 g相当于饮片2～5 g。浸膏剂多采用渗漉法、煎煮法、回流法等制备得到,全部煎煮液或渗漉液应低温浓缩至稠膏状,加稀释剂或继续浓缩至规定浓度。

流浸膏剂是指饮片用适宜的溶剂提取有效成分,蒸去部分溶剂,调整至规定浓度而成的制剂。除另有规定外,流浸膏剂1 mL相当于饮片1 g。流浸膏剂多采用渗漉法制备,也可用浸膏剂稀释而成(如甘草流浸膏),还可用煎煮法制备(如益母草流浸膏、贝母花流浸膏)。

煎膏剂是指饮片用水煎煮,取煎煮液浓缩,加炼蜜或糖(或转化糖)制成的半流体制剂,俗称膏滋。加糖的称为糖膏,加蜂蜜的称为蜜膏。由于煎膏剂经浓缩而含有较多的糖或蜜等辅料,故具有药物浓度高、体积小、稳定性好、口感好、服用方便、渗透压大、微生物不易生长等优点。含热敏性及挥发性成分的中药不宜制成煎膏剂。煎膏剂一般采用煎煮法制备,即取处方量饮片或粗粉,置于适宜容器中,加水浸泡适当时间,煎煮2~3次,通过分离、合并煎煮液,浓缩,加糖或蜂蜜炼制,收膏即得。

三、实验仪器与试药

(1) 仪器:电磁炉,不锈钢锅,电热套,水浴锅,蒸发皿,量筒,烧杯,漏斗,天平,纱布等。

(2) 试药:刺五加饮片,桔梗饮片,益母草饮片,红糖,酒石酸,纯化水等。

四、实验内容

刺五加浸膏

【处方】

刺五加(粗粉)　　100 g

【制法】

(1) 浸泡:取刺五加(粗粉)100 g,用清水浸泡2 h,使药材完全浸透。

(2) 煎煮:加水煎煮2次,每次3 h,煎液采用3层纱布滤过,合并煎液。

(3) 浓缩:滤液浓缩成浸膏5 g,即得。

【检查】

(1) 性状:本品为黑褐色的稠膏状物;气香,味微苦、涩。

(2) 浸出物:取本品2.5 g,精密称定,置于100 mL具塞锥形瓶中,精密加水25 mL使之溶散(必要时以玻璃棒搅拌),再精密加水25 mL冲洗瓶壁及玻璃棒,密塞,称定重量,超声处理30 min,放冷,再称定重量,用水补足减失的重量,摇匀,滤过,精密量取续滤液25 mL,置于已干燥至恒重的蒸发皿中,蒸干,于105 ℃干燥3 h,置于干燥器中冷却30 min,迅速精密称定重量。以干燥品计算供试品中水溶性浸出物的含量,不得少于90%。

【注解】

（1）刺五加浸膏具有益气健脾、补肾安神的功效。临床用于脾肾阳虚,体虚乏力,食欲不振,腰膝酸痛,失眠多梦。用法用量:口服,一次0.3～0.45 g,一日3次。

（2）刺五加浸膏也可制成醇浸膏:取刺五加药材100 g,加75%乙醇,回流提取12 h,滤过,滤液回收乙醇,浓缩成浸膏4 g,即得。

桔梗流浸膏

【处方】

桔梗　60 g　　　　70%乙醇　适量

【制法】

（1）浸渍:桔梗饮片粉碎成粗粉,称取60 g,加入70%乙醇适量,拌匀,使药材湿润,密闭放置48 h。

（2）渗漉:在渗漉筒底部垫上湿润的脱脂棉,夹住底部出口,将湿润的药材粗粉分次加入渗漉筒中,应松紧适宜,均匀压平。用滤纸覆盖,纸上可放置清洁的粗沙或石子。将下端橡皮管打开,缓缓加入70%乙醇,排气后,关闭出口,加盖浸渍24～48 h。浸渍后开始渗漉。

（3）收集:以每分钟1～3 mL的速度渗漉,收集85%药材量的初漉液另行保存,然后继续渗漉,随时补充溶剂,待可溶性成分完全渗漉,渗漉液接近无色。

（4）浓缩:将续漉液在60 ℃以下减压蒸馏,回收乙醇,浓缩至膏状,与初漉液合并,形成60 mL漉液,静置数日,过滤,即得。

【检查】

（1）性状:本品为黄棕色液体,气微,味苦、甜。

（2）乙醇量:取供试品,调节温度至20 ℃,精密量取25 mL,置于150～200 mL蒸馏瓶中,加水约50 mL,加玻璃珠数粒或沸石等物质,连接冷凝管,直火加热,缓缓蒸馏,速度以馏出液的液滴连续但不成线为宜。馏出液导入50 mL容量瓶中,待馏出液约达48 mL时,停止蒸馏。调节馏出液温度至20 ℃,再加20 ℃的水至刻度,摇匀,在20 ℃时按相对密度测定法(详见本实验后的拓展阅读)测定其相对密度。按照乙醇相对密度查出乙醇的含量,将查得的含量乘以2,即得。

【注解】

（1）桔梗流浸膏为恶心性祛痰药,用于慢性支气管炎及其他有痰的咳嗽,多与其他药物配成复方应用。口服后可刺激胃黏膜,引起轻度恶心,通过迷走神经反射引起呼吸道腺体分泌增加,使痰液变稀,易于咯出。

（2）制备流浸膏所用溶剂量一般为药材量的4～8倍。

（3）除另有规定外,应置于遮光容器内密闭,并于阴凉处贮存。流浸膏因久置产生沉淀时,在乙醇或有效成分含量符合规定的情况下,可滤过除去沉淀。

益母草膏

【处方】

益母草　250 g　　　　　红糖　100 g

【制法】

（1）浸泡:称取益母草250 g,用10倍量清水浸泡12 h,使药材完全浸透。

（2）煎煮:煎煮2次,沸后计时,每次煎煮0.5 h,煎液用3层纱布滤过,合并煎液。

（3）浓缩:将合并的药液蒸发浓缩至规定的相对密度为1.21～1.25的清膏(约100 mL)。

（4）炼糖:取红糖100 g,加入50 mL水,再加0.1%酒石酸适量,加热溶解,保持微沸,炼至"滴水成珠,脆不粘牙,色泽金黄"。

（5）收膏:将炼糖加入清膏中,继续加热熬炼,不断搅拌,捞取液面上的泡沫,收膏至相对密度为1.40左右。

【检查】

（1）性状:本品为棕黑色稠厚的半流体,气微,味苦、甜。

（2）不溶物:取益母草膏5 g,加热水200 mL,搅拌使其溶化,放置3 min后观察,不得有焦屑等异物。

（3）相对密度:取益母草膏10 g,加水20 mL稀释,精密称定,混匀,作为供试品溶液,按照相对密度测定法(详见拓展阅读)测定,按下式计算,相对密度应不低于1.36。

$$供试品的相对密度 = \frac{W_1 - W_1 \times f}{W_2 - W_2 \times f}$$

式中,W_1为比重瓶内供试品溶液的重量;W_2为比重瓶内水的重量;

$$f = \frac{加入供试品中的水的重量}{供试品重量 + 加入供试品中的水的重量}。$$

【注解】

（1）益母草膏活血调经。用于血瘀所致的月经不调、产后恶露不绝，症见月经量少、淋漓不净、产后出血时间过长，以及产后子宫复旧不全见上述证候者。

（2）药材的浸泡能够使水分子充分进入药材组织，便于煎出有效成分。一般不宜采用热水浸泡，因为热水会使药材组织内的蛋白遇热凝固，不利于有效成分溶出。

（3）红糖炼制可减少水分、净化杂质，杀灭微生物。转化糖具有还原性，防止氧化成分氧化。加入酒石酸的目的是使糖在酸性条件下快速转化为转化糖，控制糖的适宜转化率可防止返砂现象。

（4）收膏时，应不断搅拌，且随着稠度的增加，加热温度可相应降低，防止糖进一步转化。收膏的经验判断：① 用棍棒趁热挑起，"夏天挂旗，冬天打丝"。② 用棍棒趁热蘸取膏液，滴于白纸上，不现水迹。③ 将膏液滴于食指上与拇指共捻，能拉出 2 cm 左右长的白丝。

五、实验结果与数据处理

记录各制剂的检查结果。

六、思考题

（1）用渗漉法提取时，应注意哪些问题？
（2）流浸膏剂、浸膏剂、煎膏剂的制备有什么区别？
（3）流浸膏剂、浸膏剂、煎膏剂的质量要求有何异同？

 拓展阅读

相对密度的测定

相对密度是指在相同的温度、压力条件下，某物质的密度与水的密度之比，除另有规定外，温度为 20 ℃。纯物质的相对密度在特定的条件下为不变的常数。但如果物质的纯度不够，则其相对密度的测定值会随着纯度的变化而改变。因此，测定药品的相对密度，可用以检查药品的纯杂程度。液体药品的相对密度,一般用比重瓶测定(图1-1);测定易挥发液体的相对密度,可用韦氏比重秤(图1-2)。用比重瓶测定时的环境(比重瓶和天平的放置环境)温度应略低于20 ℃或各品种项下规定的温度。

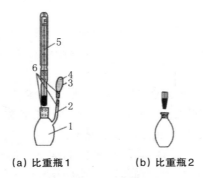

(a) 比重瓶1　　　　　　(b) 比重瓶2

图1-1　比重瓶示意图

1.比重瓶主体;2.侧管;3.侧孔;4.罩;5.温度计;6.玻璃磨石。

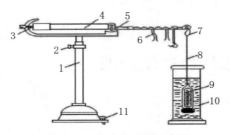

图1-2　韦氏比重秤示意图

1.支架;2.调节器;3.指针;4.横梁;5.刀口;6.游码;

7.小钩;8.细铂丝;9.玻璃锤;10.玻璃圆筒;11.调整螺丝。

一、比重瓶法

(1) 取洁净、干燥并精密称定重量的比重瓶[图1-1(a)],装满供试品(温度应低于20 ℃或各品种项下规定的温度)后,装上温度计(瓶中应无气泡),置于20 ℃(或各品种项下规定的温度)的水浴中放置若干分钟,使内容物的温度达到20 ℃(或各品种项下规定的温度),用滤纸除去溢出侧管的液体,立即盖上罩子。然后将比重瓶自水浴中取出,再用滤纸将比重瓶的外面擦净,精密称定,减去比重瓶的重量,求得供试品的重量后,将供试品倾去,洗净比重瓶,装满新沸过的冷水,再照上法测得同一温度时水的重量,按下式计算即得:

$$供试品的相对密度 = \frac{供试品的重量}{水的重量}$$

（2）取洁净、干燥并精密称定重量的比重瓶［图1-1(b)］，装满供试品（温度应低于20℃或各品种项下规定的温度）后，插入中心有毛细孔的瓶塞，用滤纸将从塞孔溢出的液体擦干，置于20℃（或各品种项下规定温度）恒温水浴中，放置若干分钟，随着供试液温度的上升，过多的液体将不断从塞孔溢出，随时用滤纸将瓶塞顶端擦干，待液体不再由塞孔溢出，迅即将比重瓶自水浴中取出，按照（1），自"再用滤纸将比重瓶的外面擦净"起，依法测定，即得。

二、韦氏比重秤法

取20℃时相对密度为1的韦氏比重秤（图1-2），用新沸过的冷水将所附玻璃圆筒装至八分满，置于20℃（或各品种项下规定的温度）的水浴中，搅动玻璃圆筒内的水，调节温度至20℃（或各品种项下规定的温度），将悬于秤端的玻璃锤浸入圆筒内的水中，秤臂右端悬挂游码于1.0000处，调节秤臂左端平衡用的螺旋使其平衡，然后将玻璃圆筒内的水倾去，拭干，装入供试液至相同的高度，并用同法调节温度后，再把拭干的玻璃锤浸入供试液中，调节秤臂上游码的数量与位置使其平衡，读取数值，即得供试品的相对密度。

实验二　均相液体制剂的制备

一、实验目的

（1）掌握均相液体制剂的制备方法及基本操作；掌握增加药物溶解度的方法和原理；掌握高分子溶液剂的溶解特性。

（2）熟悉均相液体制剂的质量评价方法。

二、实验原理

均相液体制剂是指药物以分子或离子状态分散于分散介质中形成的澄明溶液，药物的分散度大，吸收速度快，属于热力学和动力学的稳定体系。均相液体制剂包括低分子溶液剂和高分子溶液剂。

低分子溶液剂是指小分子药物以分子或离子状态分散在溶剂中所形成的均相液体制剂，可供内服或外用，常见类型包括：溶液剂、芳香水剂、甘油剂和醑剂等。溶液剂是指不挥发药物溶解于水中所形成的澄明液体制剂。芳香水剂是指挥发性药物的饱和或近饱和的水溶液，也有用水和乙醇为混合溶剂制成药物含量较高的浓芳香水剂，临用时再稀释；含挥发性成分的药材饮片用水蒸气蒸馏法制成的芳香水剂，亦称药露。甘油剂是指药物溶解于甘油中制成的液体制剂，专供口腔、耳鼻咽喉科疾病的外用治疗。醑剂是指含挥发性药物的浓乙醇溶液，供外用或内服，除用于治疗外，醑剂也可作芳香矫味剂，如复方橙皮醑、薄荷醑等，醑剂应规定含乙醇量，一般为60%～90%。

高分子溶液剂是指高分子化合物溶解于溶剂中制成的均匀分散的液体制剂，属于热力学稳定体系。亲水性强的高分子化合物以水为溶剂时能与水发生水化作用，水化后以分子状态分散于水中形成高分子溶液；亲水性弱的高分子化合物溶解于非水溶剂中形成高分子溶液，称为非亲水性高分子溶液。高分子溶液的稳定性与高分子的水化膜和荷电性有关。高分子化合物的亲水基能与水形成牢固的水化膜,可阻碍分子相互聚集,使高分子 溶液处于稳定状态。但高分子溶液的水化膜及荷电性发生变化时,易发生聚集沉淀,比如向高分子溶液中加入电解质、脱水剂、絮凝剂或溶液 pH 发生改变等。

液体制剂的溶剂按介电常数大小分为极性溶剂、半极性溶剂和非极性溶剂。极性溶剂有水、甘油、二甲基亚砜等;半极性溶剂有乙醇、丙二醇、聚乙二醇等;非极性溶剂有脂肪油、液状石蜡、乙酸乙酯等。液体制剂制备过程中,还可加入相应的附加剂,如增溶剂、助溶剂、潜溶剂、防腐剂、矫味剂和着色剂等。具有增溶能力的表面活性剂称为增溶剂,增溶剂的最适亲水亲油平衡值(HLB 值)为 15~18。难溶性药物与加入的第三种物质在溶剂中形成可溶性分子间的络合物、缔合物或复盐等,以增加药物的溶解度,这第三种物质称为助溶剂。潜溶是指药物在某一比例的混合溶剂中的溶解度比在各单纯溶剂中的溶解度大的现象,这种混合溶剂称为潜溶剂。防腐剂是指具有抑菌作用、能抑制微生物生长的物质。矫味剂是指能够掩蔽药物的不良气味或改善药物气味的一类添加剂。着色剂是指改变制剂外观色泽的一类添加剂。

低分子溶液剂多采用溶解法制备,其制备过程为:称量→溶解→过滤→质量检查→包装。称量时,固体药物常以克为单位,选用不同量程的天平称重;液体药物常以毫升为单位,选用不同的量杯或量筒进行量取;用量较少的液体药物也可采用滴管记滴数量取(使用标准滴管,在 20 ℃时,1 mL 水应为 20 滴);量取液体药物后,应用少许水洗涤量器,洗涤液合并于容器中,以减少药物损失。溶解时,先取处方配制量 1/2~3/4 的溶剂,加入药物搅拌溶解;溶解度大的药物可直接加入溶解;对不易溶解的药物,应先研细,搅拌使其溶解,必要时可加热以促进其溶解;但对遇热易分解的药物则不宜加热溶解;小量药物(如毒药)或附加剂(如助溶剂、抗氧剂等)应先溶解;难溶性药物应先溶解,亦可采用增溶、助溶或潜溶等方法使之溶解。过滤时,可根据需要选用玻璃漏斗、布氏漏斗、垂熔玻璃漏斗等,滤材有脱脂棉、滤纸、纱布、绢布等。成品应进行质量检查,合格后,定量分装于适当的洁净容器中,加贴符合要求的标签。除了溶解法之外,低分子溶液剂还可以通过稀释法或化学反应法制备。

高分子溶液一般也采用溶解法制备,但高分子化合物溶解时首先要经过有限溶胀过程,即水分子渗入到高分子化合物分子间的空隙中,与高分子中的亲水基团发生水化作用而使其体积膨胀。由于高分子空隙间存在水分子,高分子的分子间作用力降低,溶胀过程继续进行,最后高分子化合物完全分散在水中形成高分子溶液,这一过程称为无限溶胀过程,无限溶胀过程常需要经过搅拌或加热等步骤才能完成。

三、实验仪器与试药

(1) 仪器:量筒,移液管,天平,玻璃棒,具塞广口瓶,漏斗,滤纸,纱布,烧杯,药匙,电热套,温度计等。

(2) 试药:碘,碘化钾,薄荷油,滑石粉,蔗糖,胃蛋白酶,稀盐酸,橙皮酊,单糖浆,吐温80,95%乙醇,尼泊金,纯化水等。

四、实验内容

薄荷水

【处方】

薄荷水的4种处方见表2-1。

表2-1　薄荷水的4种处方

处方	1	2	3	4
薄荷油	0.1 mL	0.1 mL	0.1 mL	0.1 mL
滑石粉	0.8 g			
吐温 80		1 g		1 g
95% 乙醇			30 mL	30 mL
加纯化水至	50 mL	50 mL	50 mL	50 mL

【制法】

处方1:取0.8 g滑石粉置于乳钵中,加入薄荷油研匀,至薄荷油被滑石粉充分均匀吸收后,加入部分纯化水研匀并转移至细口瓶中,加盖,振摇10 min,静置过滤,若有沉淀则反复过滤至澄明,最后用纯化水定容至50 mL。

处方2:取1 g吐温80置于乳钵中,加入薄荷油研匀,加入部分纯化水研匀并转移至细口瓶中,加盖,振摇10 min,过滤,若有沉淀则反复过滤至澄明,最后用纯化水定容至50 mL。

处方3:取薄荷油,缓慢加入95%的乙醇30 mL,摇匀,再加入部分纯化水,加盖,振摇10 min,若有沉淀则反复过滤至澄明,最后用纯化水定容至50 mL。

处方4:取1 g吐温80置于乳钵中,加入薄荷油研匀,再加入部分纯化水研匀并转移至细口瓶中,缓慢加入95%的乙醇30 mL,加盖,振摇10 min,若有沉淀则反复过滤至澄明,最后用纯化水定容至50 mL。

【检查】

性状:记录薄荷水的pH、澄清度以及气味等。

【注解】

本品有疏散风热、抗菌消炎、利胆等作用。薄荷可以宣散风热,清头目,起到提神醒目的作用,也可以改善感冒发烧引起的咽喉肿痛,长期服用可以促进新陈代谢,对呼吸道疾病也有一定的治疗作用。

复方碘溶液

【处方】

复方碘溶液的3种处方见表2-2。

表2-2　复方碘溶液的3种处方

处方	1	2	3
碘	2.5 g	2.5 g	2.5 g
碘化钾		1 g	5 g
纯化水加至	50 mL	50 mL	50 mL

【制法】

处方1:将2.5 g碘直接溶解于纯化水中,并加水定容至50 mL。

处方2:将1 g碘化钾先溶解于5 mL纯化水中,制成碘化钾近饱和溶液,再将2.5 g碘溶解于碘化钾溶液中,并用纯化水定容至50 mL。

处方3:将5 g碘化钾先溶解于5 mL纯化水中,制成碘化钾的近饱和溶液,再将2.5 g碘溶解于碘化钾近饱和溶液中,并用纯化水定容至50 mL。

【检查】

性状:记录3种溶液的颜色、澄清度以及气味等。

【注解】

(1) 碘剂随着剂量的不同,其作用有质的区别。小剂量碘是合成甲状腺激素的原料,可促进甲状腺激素的合成和释放,用于防治单纯性甲状腺肿(地方性甲状腺肿,俗称"大脖子病");大剂量碘剂具有抗甲状腺的作用。

(2)碘有腐蚀性,在常温下会升华,不宜久置于空气中。称量时宜用玻璃器皿,不能用称量纸进行称取,更不能直接置于天平上,以免腐蚀天平,勿接触皮肤或黏膜。

(3)碘溶液具有氧化性,故应贮存于密闭玻璃塞瓶中,不得直接与木塞、橡胶塞及金属塞接触。

单糖浆

【处方】

蔗糖　　85 g　　　　纯化水　　加至100 mL

【制法】

取纯化水45 mL,煮沸,加入蔗糖,搅拌使其溶解,继续加热至100 ℃,用脱脂棉滤过,自滤器上添加适量的热水,使其冷却至室温时为100 mL,搅拌均匀,即得。

【检查】

性状:本品为无色至浅黄色的浓稠液体。

【注解】

(1)本品为蔗糖的近饱和水溶液,含蔗糖85%(g/mL)或64.74%(g/mL)。

(2)原料蔗糖应选用无嗅、味甜的无色结晶或白色结晶性的松散粉末,盛装本品的容器洗净后应干热灭菌,以防染菌。

(3)实验中采用热溶法制备,其优点是蔗糖溶解速度快,易于滤过澄清,并可杀灭微生物、凝固蛋白,成品利于保存。但加热温度不宜过高,以防蔗糖焦化;加热时间不宜太长(一般沸腾后5 min),否则蔗糖转化率太高,转化糖的含量过高,使制品的颜色变深。本品亦可用冷溶法制备,用冷溶法制得的糖浆,因转化糖较少,故颜色较浅或无色,但蔗糖溶解时间较长,制备过程中易被微生物污染,滤过较困难。

胃蛋白酶合剂

【处方】

胃蛋白酶　　2 g　　　　稀盐酸　　2 mL

单糖浆　　　10 mL　　　尼泊金　　5 mL

纯化水　　　加至100 mL

【制法】

取稀盐酸、单糖浆,加入约 80 mL 纯化水中,混匀。缓缓加入尼泊金溶液,边加边搅拌。将胃蛋白酶分次缓缓撒于液面上,待其自然膨胀,然后搅拌溶解,最后加入纯化水定容至 100 mL。

【检查】

性状:本品应为淡黄色透明液体。

【注解】

(1) 本品临床常用于胃分泌功能低下、进食蛋白质过多导致的消化不良等病症。

(2) 胃蛋白酶极易吸潮,故称量时应迅速,不宜长时间暴露于空气中。

(3) 胃蛋白酶为高分子化合物,因此在溶解时,应将其分次撒在液面上,静置使其充分吸水膨胀,再缓缓摇匀即可。如将其撒于水面后立即搅拌易形成团块,这时在团块周围形成水化层,使膨胀过程变缓慢,给制备带来困难。值得注意的是,溶解胃蛋白酶时不得用热水配制,亦不能剧烈搅拌,以免影响其活性。

(4) pH 是影响胃蛋白酶活性的主要因素,pH 为 1.5~2.5 时其活性最大,但酸性过强可破坏其活性,故处方中加入稀盐酸来调节 pH。胃蛋白酶也不可与稀盐酸直接混合,因其在盐酸含量超过 0.5% 时会失去活性,故配制时应先将稀盐酸用适量的纯化水稀释。

(5) 胃蛋白酶与碱性药物、碘、胰酶、鞣酸和重金属盐等有配伍禁忌,且本品易霉变,不宜久贮。

五、实验结果与数据处理

(1) 将薄荷水的实验结果记录于表 2-3。针对表中的结果进行讨论分析,思考 4 种不同方法制备的薄荷水溶液有何异同,其各自的特点是什么?

表 2-3　薄荷水的质量检查结果

处方	1	2	3	4
pH				
颜色				
气味				
澄清度				

（2）将复方碘溶液的实验结果记录于表2-4中。

表2-4　复方碘溶液的质量检查结果

处方	1	2	3
颜色			
气味			
澄清度			
碘溶解程度*			
碘溶解快慢**			

*完全溶解＋＋＋,大部分溶解＋＋,小部分溶解＋,完全不溶－。

**溶解快＋＋＋,溶解较快＋＋,溶解较慢＋,溶解慢－。

分析与讨论：

① 在处方表格中勾选出你认为最佳的处方,并说明为什么。

② 针对表2-4中的结果进行分析讨论：

对比处方1、2,思考非饱和碘化钾溶液对于碘在水中的溶解度有何影响,为什么?

对比处方1、3,思考饱和碘化钾溶液对于碘在水中的溶解情况有何影响。

对比处方2、3,思考饱和碘化钾溶液和非饱和碘化钾溶液对碘的溶解速度有无区别,两个处方所制备的复方碘溶液有何特点。

（3）将单糖浆和胃蛋白酶合剂的实验结果记录于表2-5中。

表2-5　单糖浆和胃蛋白酶合剂的质量检查结果

处方	单糖浆	胃蛋白酶合剂
颜色		
气味		
澄清度		

六、思考题

（1）薄荷水在制备过程中,往往出现滤过后仍然不澄清甚至浑浊的现象,应如何操作?

（2）使用助溶剂和增溶剂增加药物溶解度后形成的体系有什么不同?

（3）制备胃蛋白酶合剂时必须滤过,应如何操作以避免吸附现象?

实验三　混悬剂的制备

一、实验目的

（1）掌握混悬剂的一般制备方法。
（2）熟悉混悬剂制备的操作要点。
（3）了解混悬剂的质量检查方法。

二、实验原理

　　混悬剂是指难溶性固体药物以固体微粒形式分散于分散介质中形成的非均相分散体系。分散相微粒大小一般在 $0.5\sim10~\mu m$ 范围，有的可达 $50~\mu m$ 或更大。所用分散介质多为水，也可用植物油等。混悬剂可分为液体混悬剂和干混悬剂，广泛应用于口服、外用和肌内注射。混悬剂主要适用于以下药物：难溶性药物需制成液体制剂供临床应用；药物剂量超过溶解度，而不能以溶液形式应用；两种溶液混合后，因溶解度降低而析出固体药物或产生难溶性化合物；使药物产生缓释作用。为了安全起见，毒剧药或剂量小的药物不宜制成混悬剂使用。

　　混悬剂的质量要求主要包括：药物化学性质应稳定，在使用或贮存期间的含量应符合要求，不得有发霉、酸败、变色、异物、产生气体或其他变质现象；药物应分散均匀，放置后的沉降物经振摇易再分散；混悬剂中的药物微粒大小应根据用途不同而有不同要求；制剂应有一定的黏度；外用混悬剂应容易涂布。

　　混悬剂由于药物微粒的分散度大，具有较高的表面自由能，属于不稳定体系，主要表现在以下几个方面：① 粒子沉降。通过 Stokes 定律可知，粒子半径越大，介质黏度越低，微粒与分散介质之间的密度差越大，沉降速度越快。为保持稳定,应减小微粒半径,或增加介质黏度(如加入助悬剂等),或减小微粒与分散介质之间的密度差。② 荷电与水化膜。微粒荷电使微粒间产生排斥作用,加之水化膜的存在,阻止了微粒相互聚结,使混悬剂稳定。③ 絮凝与反絮凝。加入适量的电解质可使微粒周围双电层所形成的ζ电位降低到一定程度,使得微粒间吸引力稍大于排斥力,而形成疏松的絮状聚集体,经振摇又可恢复成分散均匀的混悬液的现象称为絮凝;向絮凝状态的混悬剂中加入电解质,使絮凝状态变为非絮凝状态的过程称为反絮凝。④ 结晶微粒的变化。混悬剂中的药物微粒在放置过程中,其大小与数量可能会发生变化,即小的微粒数目不断减少、大的微粒不断变大,使微粒的沉降速度加快,影响混悬剂的稳定性。⑤ 分散相的浓度和温度。在同一分散介质中分散相的浓度增加,混悬剂的稳定性降低;温度降低使布朗运动减弱,稳定性降低,故应保持合适的浓度和温度。

为提高混悬剂的物理稳定性,通常会加入稳定剂,主要包括助悬剂、润湿剂、絮凝剂和反絮凝剂等。① 助悬剂。是指能增加分散介质的黏度以降低微粒的沉降速度或增加微粒亲水性的附加剂。常用的助悬剂包括:低分子助悬剂,如甘油、糖浆剂等;高分子助悬剂,如阿拉伯胶、西黄蓍胶、聚维酮、硅酸类和触变胶等。② 润湿剂。是指能增加疏水性药物微粒被水润湿能力的附加剂,能使固液界面张力降低,疏水性药物的亲水性增加,促使微粒被水湿润。常用HLB值在7～11范围的表面活性剂,如聚山梨酯类、泊洛沙姆、聚氧乙烯、蓖麻油类等。③ 絮凝剂和反絮凝剂。可使混悬剂的ζ电位降低到一定程度,混悬微粒形成疏松聚集体的电解质称为絮凝剂;使混悬剂由絮凝状态变为非絮凝状态的电解质称为反絮凝剂。同一电解质可因用量不同起絮凝作用或反絮凝作用,常用的絮凝剂和反絮凝剂主要包括:枸橼酸盐、枸橼酸氢盐、酒石酸盐、酒石酸氢盐、磷酸盐和一些氯化物等。

混悬剂的制备方法分为分散法和凝聚法。① 分散法。是将粗颗粒的药物粉碎成符合粒径要求的微粒,再分散于分散介质中制备混悬剂的方法。采用分散法制备混悬剂时,如果药物为亲水性药物,如氧化锌、炉甘石等,一般先将其粉碎到一定细度,再加入处方中的液体适量,研磨到适宜的分散度,最后加入处方中的剩余液体至全量;因疏水性药物不易被润湿,必须先加入一定量的润湿剂,与药物研匀后再加入液体研磨混匀。小量制备时可用乳钵,大量生产时可用乳匀机、胶体磨等设备。② 凝聚法。分为物理凝聚法和化学凝聚法。物理凝聚法是将分子或离子状态分散的药物溶液加入另一分散介质中凝聚成混悬液的方法。化学凝聚法是利用化学反应使两种药物生成难溶性药物的微粒,再混悬于分散介质中制备混悬剂的方法。

混悬剂的质量检查项目主要包括:微粒大小的测定,沉降体积比(F)的测定(F值在0~1范围,F值越大,混悬剂越稳定),絮凝度(β)的测定(β值越大,絮凝效果越好),重新分散实验,流变学特性和ζ电位测定等。

三、实验仪器与试药

(1)仪器:电子天平,乳钵,具塞量筒,药匙,标准筛,称量纸等。
(2)试药:炉甘石,氧化锌,甘油,沉降硫,硫酸锌,樟脑醑,羧甲基纤维素钠,三氯化铝,枸橼酸钠,纯化水等。

四、实验内容

炉甘石洗剂

【处方】
炉甘石洗剂的4种处方见表3-1。

表3-1　炉甘石洗剂的4种处方

处方	1	2	3	4
炉甘石	4 g	4 g	4 g	4 g
氧化锌	4 g	4 g	4 g	4 g
甘油	5 mL	5 mL	5 mL	5 mL
羧甲基纤维素钠		0.25 g		
三氯化铝			0.10 g	
枸橼酸钠				0.25 g
纯化水加至	50 mL	50 mL	50 mL	50 mL

【制法】
(1)羧甲基纤维素钠胶浆的制备:取0.25 g羧甲基纤维素钠,加入约20 mL纯化水,溶解成胶浆。

（2）称取枸橼酸钠 0.25 g，加纯化水 5 mL 溶解，备用。

（3）称取三氯化铝 0.10 g，加纯化水 5 mL 溶解，备用。

（4）按照处方 1～4 分别取炉甘石、氧化锌，研细再分别过 100 目筛，加甘油和适量纯化水研磨成糊状，再加入处方中的其他组分，边加边研磨，最后加纯化水至全量，搅匀，即得。

【检查】

（1）沉降体积比：将制备好的炉甘石洗剂（处方 1、2、3 和 4）分别转移至 50 mL 具塞量筒中，密塞，用力振摇 1 min，记录初始高度 H_0，再分别记录放置 5 min、10 min、20 min、30 min 后的沉降物高度 H_t，计算沉降体积比 $F（H_t/H_0）$，并记入表中。以沉降体积比 F 对时间 t 作图，分别得到各处方的沉降曲线。

（2）重新分散实验：取上述测定沉降体积比的样品，密塞后静置 48 h 使其自然沉降，然后将具塞量筒倒置翻转（一反一正算一次，翻动时用力应均匀），分别记录沉降物均匀分散时所需的翻转次数，记入表中，次数越少则混悬剂质量越好。若始终未能分散，表示已结块。

【注解】

（1）功能与主治：保护皮肤、收敛、消炎。用于急性瘙痒性皮肤病，如荨麻疹和痱子。

（2）用法与用量：局部外用，用时摇匀，取适量涂于患处，一日 2～3 次。

（3）处方中甘油为润湿剂，使炉甘石和氧化锌能在水中均匀分散；羧甲基纤维素钠胶浆为助悬剂，可增加混悬液的动力学稳定性。

复方硫磺洗剂

【处方】

沉降硫	1.5 g	硫酸锌	1.5 g
樟脑醑	12.5 mL	甘油	5 mL
羧甲基纤维素钠	0.25 g	纯化水	加至 50 mL

【制法】

（1）取羧甲基纤维素钠 0.25 g，加适量纯化水，使成胶浆。

（2）取沉降硫分次加入甘油研磨细腻后，与前者混合。

（3）取硫酸锌 1.5 g 溶于 10 mL 纯化水中，滤过，将滤液缓缓加入上述混合体系中。

（4）再缓缓加入樟脑醑，随加随研，最后加纯化水至 50 mL，搅匀，即得。

【检查】

（1）沉降体积比：将配制好的复方硫磺洗剂转移至 50 mL 具塞量筒中，密塞，振摇 1 min，记录初始高度 H_0，再分别记录放置 5 min、10 min、20 min、30 min 后的沉降物高度 H_t，计算沉降体积比 $F(H_t/H_0)$。以沉降体积比 F 对时间 t 作图，得沉降曲线。

（2）重新分散实验：取上述已测定沉降体积比的制剂，密塞后静置 48 h 使其自然沉降，然后将具塞量筒倒置翻转（一反一正算一次，翻动时用力应均匀），分别记录沉降物均匀分散时所需的翻转次数，记入表中，次数越少则混悬剂质量越好。若始终未能分散，表示已结块。

【注解】

（1）功能与主治：消炎、抗菌、抑制皮脂溢出，用于痤疮、酒渣鼻及脂溢性皮炎。

（2）用法与用量：每日 1 次，涂擦患处。

（3）硫磺因加工方法不同，分为升华硫、沉降硫、精制硫 3 种。其中以沉降硫的颗粒最细，故本处方选用沉降硫为佳。硫磺为强疏水性药物，表面易吸附空气而形成气膜，不被水湿润但能被甘油所湿润，故应先加入甘油充分湿润研磨，再与其他药物混悬均匀。加入樟脑醑时，应以细流缓缓加入水中并不断搅拌，防止析出樟脑结晶。所加入羧甲基纤维素钠为助悬剂，可增加黏度，降低微粒的沉降速度，并能吸附在微粒周围形成保护膜，增加体系的动力学稳定性。

五、实验结果与数据处理

（1）描述成品外观性状，记录于表 3-2 中。

表 3-2　混悬剂外观检查结果

产品名称	外观性状
炉甘石洗剂 1	
炉甘石洗剂 2	
复方硫磺洗剂	

（2）将沉降体积比和重新分散实验结果填入表 3-3 中，并对实验结果进行分析。

表3-3 沉降体积比和重新分散实验结果

产品名称	时间（min）					重新分散实验（翻转次数）
	0	5	10	20	30	
炉甘石洗剂 1	$H_0 =$	$H_t =$	$H_t =$	$H_t =$	$H_t =$	
	$F_0 =$	$F_1 =$	$F_2 =$	$F_3 =$	$F_4 =$	
炉甘石洗剂 2	$H_0 =$	$H_t =$	$H_t =$	$H_t =$	$H_t =$	
	$F_0 =$	$F_1 =$	$F_2 =$	$F_3 =$	$F_4 =$	
复方硫磺洗剂	$H_0 =$	$H_t =$	$H_t =$	$H_t =$	$H_t =$	
	$F_0 =$	$F_1 =$	$F_2 =$	$F_3 =$	$F_4 =$	

六、思考题

（1）制备羧甲基纤维素钠胶浆时应注意什么问题？

（2）复方硫磺洗剂中的甘油有何作用？

（3）简述混悬剂的稳定性与哪些因素有关。

（4）混悬剂常用的制备方法有哪些？

实验四 乳剂的制备

一、实验目的

（1）掌握乳剂的一般制备方法。
（2）熟悉乳剂的类型与鉴别方法。
（3）了解乳剂的质量评价方法。

二、实验原理

乳剂是指互不相溶的两种液体混合时，其中一相液体以液滴状态分散在另一相液体中形成的非均匀相液体分散体系。被分散成液滴的液体称为分散相、内相或不连续相，包在外面的液体称为分散介质、外相或连续相。乳剂由水相、油相和乳化剂组成，根据乳化剂的种类、性质和相体积比，可以形成 O/W 型或 W/O 型乳剂，也可制备复合乳。按分散相粒子大小可分为：普通乳（分散相粒径在 1～100 μm 范围）、亚微乳（分散相粒径在 0.1～1 μm 范围）、纳米乳（分散相粒径在 10～100 nm 范围）。

乳剂的主要特点包括：分散度大，药物吸收快，作用迅速，生物利用度高；可掩盖药物的不良气味，减少药物的刺激性及毒副作用；增加难溶性药物的溶解度；可提高药物的稳定性；外用乳剂可改善药物对皮肤、黏膜的穿透性；药物制成亚微乳或纳米乳静脉给药，可使药物具有靶向作用，提高疗效。但普通乳热力学不稳定，在贮藏过程中易受温度、光、氧、微生物等因素的影响，出现分层、转相、破乳或酸败等现象。

乳剂根据给药途径不同，其质量要求也不同。一般要求乳剂分散相液滴大小均匀，粒径符合规定；不应有分层现象，如果出现相分离的现象，经振摇易再分散；无异味，内服口感适宜，外用与注射用无刺激性；具有一定的防腐能力,在保存或使用过程中不易霉变。

为提高乳剂的稳定性,需加入适宜的乳化剂,其作用机制是乳化剂能显著降低油、水两相表面张力,并在乳滴周围形成牢固的乳化膜,防止液滴合并,同时加入的乳化剂还能形成电屏障,有利于乳剂的稳定。常用的乳化剂种类有:① 表面活性剂类乳化剂。如硬脂酸钠、聚山梨酯(吐温)、脂肪酸山梨坦(司盘)等。② 天然乳化剂。如阿拉伯胶、西黄蓍胶等。③ 固体微粒乳化剂。如氢氧化钙、二氧化硅等。

乳剂的制备方法有干胶法、湿胶法、新生皂法、机械法等。① 干胶法。也称为油中乳化剂法,本法先将乳化剂分散于油相中研匀后,再加水相制备成初乳,然后稀释至全量。在初乳中,油相为植物油时,油、水、胶的比例为4:2:1;油相为挥发油时,油、水、胶的比例为2:2:1;油相为液状石蜡时,油、水、胶的比例为3:2:1。本法适用于阿拉伯胶或阿拉伯胶与西黄蓍胶的混合胶。② 湿胶法。也称为水中乳化剂法,本法先将乳化剂分散于水中研匀,再将油相加入,用力搅拌形成初乳,最后加水将初乳稀释至全量,混匀,即得;初乳中油、水、胶的比例与干胶法相同。③ 新生皂法。是将油、水两相混合时,在两相界面上生成皂类乳化剂,形成乳剂的方法;植物油中含有硬脂酸、油酸等有机酸,与加入的氢氧化钠、氢氧化钙、三乙醇胺等碱可生成皂,经搅拌即形成乳剂。④ 机械法。是将油相、水相、乳化剂混合后用乳化机械制备乳剂的方法,机械法制备乳剂时可不用考虑混合顺序,借助于机械提供的强大能量,很容易制成乳剂。乳剂中药物的加入方法需根据药物的溶解性能不同而采用不同的加入方法。

乳剂的质量检查包括乳剂粒径大小的测定(不同用途的乳剂对粒径的要求不同,如静脉注射乳剂的粒径应在0.5 μm)、分层现象的观察、乳滴合并速度的测定、稳定常数的测定等。

三、实验仪器与试药

(1) 仪器:乳钵,量筒,烧杯,广口瓶,天平等。

(2) 试药:菜籽油,花生油,液状石蜡,阿拉伯胶(细粉),西黄蓍胶(细粉),糖精钠溶液,食用香精,5%尼泊金乙酯醇溶液,乙醇,纯化水等。

四、实验内容

菜籽油乳

【处方】

菜籽油	30 g	阿拉伯胶	6.75 g
西黄蓍胶	0.75 g	糖精钠	0.03 g
食用香精	适量	5％尼泊金乙酯醇溶液	2 mL
纯化水	加至100 mL		

【制法】

(1) 将阿拉伯胶、西黄蓍胶置于乳钵中,研细,待研匀后加入全量菜籽油稍加研磨至均匀。

(2) 按油:水:胶为4:2:1的比例,加入纯化水15 mL,迅速研磨1～2 min,至发出"吱吱"声,即得初乳。

(3) 再分别加入糖精钠、食用香精及5％尼泊金乙酯醇溶液,边加边研匀,最后加水至足量,研匀即得。

【检查】

(1) 性状:观察乳剂的外观,应呈均匀乳白色。

(2) 乳剂类型鉴别(稀释法):取试管,加入乳剂1滴,再加入纯化水5 mL,振摇、翻转数次后,观察混合情况。能与水均匀混合者为O/W型乳剂,反之则为W/O型乳剂。

【注解】

(1) 本品为O/W型乳剂,阿拉伯胶与西黄蓍胶在处方中主要作为乳化剂。

(2) 制备初乳的乳钵应干燥,表面要粗糙。研磨时用力均匀,要沿同一个方向不停研磨,直到初乳形成,形成初乳后方可加水稀释。

液状石蜡乳

【处方】

液状石蜡	12 mL	阿拉伯胶(细粉)	4 g
西黄蓍胶(细粉)	0.5 g	5％尼泊金乙酯醇溶液	0.1 mL

1%糖精钠溶液	0.3 mL	食用香精	适量
纯化水	加至 30 mL		

【制法】

（1）取阿拉伯胶与西黄蓍胶共置于干燥乳钵中，加入液状石蜡，稍加研磨使其分散均匀。

（2）一次加水 8 mL，不断沿同一方向研磨至发出"劈啪"声，形成初乳。

（3）分别加入 1%糖精钠溶液、食用香精及 5%尼泊金乙酯醇溶液，边加边研磨。

（4）加入适量纯化水研磨后，转移定容至全量。

【注解】

（1）本品为轻泻剂，用于治疗便秘。液状石蜡是矿物油，在肠中不被吸收，对肠壁及粪便起润滑作用，并能阻止肠内水分的吸收，因此可促进排便，为润滑型轻泻剂。

（2）液状石蜡乳是 O/W 型乳剂，干胶法制备液状石蜡乳时油、水、胶的比例为 3:2:1，操作时应严格遵守干胶法制备初乳的要求，加水量应按比例一次性加入。

（3）制备初乳的乳钵应干燥，表面要粗糙。研磨时用力均匀，要沿同一个方向不停研磨，直到初乳形成。形成初乳后方可加水稀释。

石灰搽剂

【处方】

氢氧化钙饱和溶液　15 mL　　　花生油　15 mL

【制法】

取氢氧化钙饱和溶液与花生油，置于具塞瓶中，加盖用力振摇至乳剂生成。

【注解】

（1）本品用于轻度烫伤，治疗原理主要是由于钙能使毛细血管收缩，抑制烧伤后体液外渗，钙皂还可中和酸性渗出液，脂肪油对创面也有滋润和保护作用。

（2）石灰搽剂是氢氧化钙与植物油中所含少量游离脂肪酸经皂化反应形成钙皂后，再乳化植物油而形成的 W/O 型乳剂。

五、实验结果与数据处理

将乳剂的检查结果填入表4-1中。

表4-1　乳剂检查结果

乳剂名称	外观	乳剂类型
菜籽油乳		
液状石蜡乳		
石灰搽剂		

六、思考题

（1）简述干胶法制备初乳的操作要点。

（2）影响乳剂稳定性的因素有哪些？

（3）分析液状石蜡乳处方中各组分的作用。

实验五　注射剂的制备

一、实验目的

（1）掌握注射剂的生产工艺过程和操作要点；掌握注射剂成品质量检查的标准和方法。

（2）熟悉注射剂的稳定化方法。

二、实验原理

注射剂是指原料药物或与适宜的辅料制成的供注入体内的无菌制剂。注射剂可分为注射液、注射用无菌粉末与注射用浓溶液等。中药注射剂是指饮片经提取、纯化后制成的供注入体内的溶液、乳状液及供临用前配制成溶液的粉末或浓溶液的无菌制剂。由于注射剂是直接注入人体的，且中药注射剂的原液成分复杂，杂质难以除尽，质量较难控制，因此必须对成品生产和成品质量进行严格控制，以确保中药注射剂的质量。

注射剂必须澄明度合格、无菌、无热原，且安全性合格（无毒性、溶血性和刺激性）；在贮存期内稳定有效，pH、渗透压（大容量注射剂）和药物含量应符合要求。注射液的pH应接近体液，一般控制在4～9范围内，特殊情况下可适当放宽，具体pH的确定主要依据以下三个方面：首先满足临床需要；其次满足制剂制备、贮藏和使用时的稳定性要求；最后要满足人体生理的可承受性。凡大量静脉注射或滴注的输液，应进行调节使其渗透压与血浆渗透压相等。为了达到上述质量要求，在注射剂制备过程中，除生产操作区符合GMP要求、操作者严格遵守GMP规程外，药物、附加剂及溶剂等均需符合注射用质量标准。

溶液型注射剂制备包括原料准备、容器与热处理、配液与过滤、灌装与封口、灭菌与检漏,以及质量检查、包装等步骤。

1. 中药注射剂的原料准备

中药注射剂原料有三种入药形式,分别是提取的单体有效成分,有效部位及总提取物。首先要对中药材进行挑选、洗涤、切制、干燥等预处理操作,必要时还需进行粉碎或灭菌,然后将中药材制备成原液。原液的制备是中药注射液特有的工艺步骤,其常用制备方法有水蒸气蒸馏法、水提醇沉法、醇提水沉法、双提法等。

鞣质是多元酚的衍生物,广泛存在于植物中。含有鞣质的注射剂在灭菌后会产生沉淀,影响其澄明度。由于鞣质既溶于水,又溶于醇,通常的水醇法不能除去鞣质。除去注射剂原液中鞣质的方法主要有明胶沉淀法、醇溶液调pH法、聚酰胺吸附法等。

2. 注射剂的容器与热处理

注射剂的常用容器有玻璃安瓿(曲颈易折安瓿)、玻璃瓶、塑料瓶(袋)、预装式注射器等。除另有规定外,容器应符合有关注射用玻璃容器和塑料容器的国家标准规定。安瓿作为常用容器一般采用离子交换水灌瓶蒸煮进行热处理,质量较差的安瓿需用0.5%醋酸水溶液,热处理的条件一般为100 ℃、30 min。通过热处理可除去灰尘、沙砾等杂质,同时也可以使玻璃表面的硅酸盐水解,使微量的游离碱和金属盐溶解,提高了安瓿的化学稳定性。安瓿洗涤方法包括甩水洗涤法、加压喷射气水洗涤法、超声洗涤法。安瓿洗涤后,一般置于120~140 ℃烘箱内干燥2 h以上,而盛装无菌操作或低温灭菌工序使用的安瓿则需用180 ℃干热灭菌1.5 h。灭菌后的安瓿存放空间应有净化空气保护,且存放时间不应超过24 h。

3. 注射剂的配液与过滤

注射剂配液可分为浓配法和稀配法。浓配法适用于原料质量一般、大剂量注射剂的配制,配制时通常将全部原料加入部分溶剂成为浓溶液,热处理冷藏后过滤,然后稀释至所需浓度。稀配法适用于优质原料、小剂量注射剂的配制,配制时将全部原料加入全部溶剂中,一次配成所需浓度,再过滤除杂。生产过程中应尽可能缩短注射剂的配制时间,防止微生物与热原污染及药物变质。

注射剂过滤一般需要先初滤再精滤。过滤介质一般由惰性材料制成,这些材料应不与滤液起反应,不吸附或很少吸附滤液中的有效成分,并且耐酸、耐碱、耐热,适用于过滤各种溶液。初滤常以滤纸、纱布为滤材,用布氏漏斗减压过滤,大量生产时常用板框式压滤机或砂滤棒过滤。精滤通常以垂熔玻璃滤器或微孔滤膜等为过滤介质。

4. 注射剂的灌装与封口

过滤合格的药液要立即灌装于安瓿中,随灌随封。灌装时要求装量准确、药液不沾颈壁,以免熔封时产生焦头。一般措施是使药液瓶略低于灌注器的位置,灌注针头先用硅油处理,快拉慢压可以防止焦头。熔封一般采用拉封方式,拉封时可将颈部置于火焰温度最高处,掌握好安瓿在火焰中的停留时间,待玻璃完全软化,先用镊子夹住顶端慢拉,拉细处继续在火焰上烧片刻,再拉断,避免出现细丝。熔封后的安瓿顶部应圆滑、无尖头或鼓泡等现象。

5. 注射剂的灭菌与检漏

灌封好的安瓿应及时灭菌,小容量注射剂从配制到灭菌应在12 h内完成,可采用100 ℃流通蒸汽灭菌。大容量注射剂应在4 h内灭菌完成,一般采用115 ℃热压灭菌30~60 min(具体灭菌条件需要验证确立)。灭菌完毕立即将安瓿浸没入1‰亚甲蓝或曙红溶液中,挑出药液被染色的安瓿,将合格安瓿外表面用水洗净,擦干,供质量检查用。

根据《中华人民共和国药典》"制剂通则"的相关规定,注射剂应进行以下检查项目:装量,装量差异,渗透压摩尔浓度,可见异物,不溶性微粒,无菌、细菌内毒素或热原,重金属及有害元素残留量等。必要时注射剂还应进行相应的安全性检查,如异常毒性、过敏反应、溶血与凝聚、降压物质等。

三、实验仪器与试药

(1)仪器:烧杯,容量瓶,量筒,微孔滤膜(0.45 μm),pH计,澄明度检测仪,曲颈易折安瓿,灌装器,双火焰安瓿熔封机,循环真空水泵,电炉等。

(2)试药:维生素C,碳酸氢钠,依地酸二钠,亚硫酸氢钠,柴胡,氯化钠,聚山梨酯80,注射用水等。

四、实验内容

维生素C注射液

【处方】

维生素C	104 g	碳酸氢钠	49 g(调pH 5.0~7.0)
依地酸二钠	0.05 g	亚硫酸氢钠	2 g
注射用水	加至1000 mL		

【制法】

（1）安瓿的处理。

由于现有安瓿生产厂家均已对安瓿进行了切割和圆口，因此无需对安瓿进行其他处理，可直接进行洗涤。将空安瓿用纯化水灌满，再将水甩出，如此重复3次；然后灌满纯化水，于煮沸的纯化水中加热30 min，趁热取出甩水，再用纯化水甩洗3次，注射用水甩洗3次，最后置于120~140 ℃的烘箱中烘干备用。

（2）注射液的配制。

在配制容器中加处方量80%的注射用水，通二氧化碳至饱和，加维生素C使之溶解，分次缓缓加入碳酸氢钠，搅拌使之完全溶解，加入预先配制好的依地酸二钠溶液和亚硫酸氢钠溶液，搅拌均匀，调节药液pH至6.0~6.2，添加二氧化碳饱和的注射用水至足量。

（3）过滤。

用0.45 μm的微孔滤膜减压过滤药液。

（4）灌封。

将过滤好的药液采用竖式单针灌注器立即灌装于2 mL安瓿中，通二氧化碳于安瓿上部空间，要求装量准确，药液不沾安瓿颈壁。然后使用双火焰安瓿熔封机（详见本实验后的拓展阅读）对灌装好药液的安瓿进行封口，熔封后的安瓿顶部应圆滑、无尖头、鼓泡或凹陷现象。

（5）灭菌与检漏。

将灌封好的安瓿采用煮沸灭菌法灭菌30~60 min（具体灭菌条件需要验证确立）。灭菌完毕立即将安瓿全部浸入1%亚甲蓝水溶液中，剔除变色安瓿，将合格安瓿洗净、擦干，供质量检查。

【检查】

（1）可见异物检查：取检品数支，擦净安瓿外壁，集中置于检测装置（详见本实验后的拓展阅读）边缘处，手持安瓿颈部使药液轻轻翻转，用双目检视药液中有无肉眼可见的玻屑、白点、纤维等异物。

（2）装量：取注射液5支，开启时注意避免损失，将内容物分别用相应体积的干燥注射器及注射针头抽尽，然后缓慢连续地注入经标化的量入式量筒内（量筒的大小应保证待测体积至少占其额定体积的40%，不排尽针头中的液体），在室温下检视。每支（瓶）的装量均不得少于其标示量。

（3）pH的测定：5.0～7.0。

【注解】

（1）维生素C主要用于防治坏血病、促进创伤及骨折、预防冠心病等，临床应用十分广泛。维生素C在干燥状态下较稳定，但在潮湿状态或溶液中，其分子结构中的烯二醇结构会很快被氧化，生成黄色双酮化合物，该化合物虽仍有药效，但很快会被进一步氧化、断裂生成一系列有色的无效物质。

（2）溶液的pH、氧、重金属离子和温度对维生素C的氧化均有影响。针对维生素C溶液易氧化的特点，在注射液处方设计中应重点考虑怎样延缓药物的氧化分解，通常采取如下措施：① 除氧。尽量减少药物与空气的接触，在配液和灌封中通入惰性气体，如高纯度的氮气或二氧化碳等。② 加入抗氧剂。③ 调节溶液pH在合适范围。④ 加入金属离子络合剂。金属离子对药物的氧化反应有强烈的催化作用，当维生素C溶液中含有0.0002 mol/L铜离子时，其氧化速度可以增大10^4倍，故常用依地酸钠络合金属离子。

（3）用碳酸氢钠调节注射液的pH时，应注意缓慢加入，防止液滴飞溅。注射剂灌装后应尽快熔封。

柴胡注射液

【处方】

柴胡	1000 g	氯化钠	8 g
聚山梨酯80	10 mL	注射用水	适量
以上共制成	1000 mL		

【制法】

取柴胡（饮片或粗粉）1000 g，加10倍量的水，温浸后，经水蒸气蒸馏，收集初馏液6000 mL后，再重新蒸馏，收集重馏液约1000 mL。加入聚山梨酯80，搅拌使其完全溶解，再加入氯化钠，溶解后，调节pH至7.0，加注射用水至1000 mL,滤过,灌封,100 ℃灭菌30 min,即得。

【检查】

（1）定性鉴别：取本品2 mL加品红亚硫酸试液2滴,摇匀,5 min后即显玫瑰红色。

（2）可见异物检查：取检品数支,擦净安瓿外壁,集中置于检测装置（详见本实验后的拓展阅读）边缘处,手持安瓿颈部使药液轻轻翻转,用双目检视药液中有无肉眼可见的玻屑、白点、纤维等异物。

（3）装量：取样品5支,开启时注意避免损失,将内容物用相应体积的干燥注射器及注射针头抽尽,然后缓慢连续地注入经标化的量入式量筒内（量筒的大小应保证待测体积至少占其额定体积的40%,不排尽针头中的液体）,在室温下检视。每支（瓶）的装量均不得少于其标示量。

（4）含量测定：精密吸取本品5 mL,置于50 mL容量瓶中,加纯化水稀释至刻度,摇匀。另精密吸取本品5 mL,置于蒸发皿中,水浴上蒸发至干,再加纯化水稀释至50 mL。将两稀释液分别置于1 cm的比色杯中,以后者为空白。用紫外-可见分光光度计在240~300 nm波长范围测定吸收曲线,其最大与最小吸收峰应分别在276 nm ± 1 nm及247 nm ± 1 nm处,在276 nm ± 1 nm处的吸光度应为0.8。

【注解】

（1）功能与主治：清热解表。用于治疗感冒、流行性感冒及疟疾等引起的发热。

（2）用法与用量：肌内注射,一次2~4 mL,一日2~3次。

五、实验结果与数据处理

（1）将注射剂的澄明度检查结果填入表5-1中。

表5-1 澄明度检查结果表

注射剂	检查总数	不合格数						合格率
		玻屑	纤维	白点	胶头	其他	总数	
维生素C注射液								
柴胡注射液								

（2）对其他质量检查结果进行分析讨论。

六、思考题

（1）制备易氧化药物的注射液应注意哪些问题？
（2）制备维生素C注射液为什么要通入二氧化碳？
（3）制备注射剂的操作要点是什么？

 拓展阅读

一、过滤器的处理

1. 垂熔玻璃滤器

常用的垂熔玻璃滤器有漏斗和滤球，G3号可用于常压过滤，G4号可用于减压或加压过滤，G6号可用于除菌过滤。处理时可先用水反冲，除去上次滤过留下的杂质，沥干后用洗液（1%~2%硝酸钠硫酸洗液）浸泡处理，用水冲洗干净，最后用注射用水过滤，至滤出水检查pH不显酸性，并检查澄明度至合格为止。

2. 微孔滤膜

常用微孔滤膜由醋酸纤维素、硝酸纤维素混合酯组成，0.22 μm可用于除菌滤过，0.45 μm可用于一般滤过。检查合格的微孔滤膜浸泡于注射用水中1 h，煮沸5 min，如此反复3次或用80 ℃注射用水温浸4 h以上，室温则需浸泡12 h，使滤膜中的纤维充分膨胀，增加滤膜韧性。使用时用镊子取出滤膜且使毛面向上，平放在膜滤器的支撑网上，平放时注意滤膜不皱褶或无刺破，使滤膜与支撑网边缘对齐以保证无缝隙、无泄漏现象，装好盖后，用注射用水过滤，滤出水澄明度合格，即可备用。

二、双火焰安瓿熔封机

1. 构造

双火焰安瓿熔封机主要由控制箱和熔封台两部分组成，如图5-1所示。

熔封台主要包括托盘、灯头、灯交架、调节旋钮、灯主架。

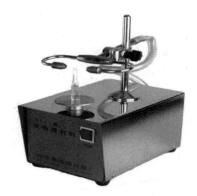

图5-1　双火焰安瓿熔封机

2. 使用方法

首先安瓿熔封机要在通风性良好的环境中使用,连接好燃气管道,燃气管与混合三通上的针型调节阀必须连接好,检查不要有漏气发生,以免发生事故。插好安瓿熔封机的电源线,将要封口的安瓿瓶放在熔封机的圆盘工作台上,调整好喷火头与安瓿瓶熔封点的高度。准备工作完成后,开启燃气阀,慢慢开启调节阀,当听到有燃气经过阀门的声音时就不要再调动调节阀,稍等几秒钟后用打火机在喷火头喷嘴处点燃燃气,然后通过调节阀调整火苗的大小至适中即可。开启电源,通过调整助燃阀调节喷射火焰的大小(火焰细而蓝)。将安瓿瓶放在圆盘工作台和火焰的中央,在熔封安瓿瓶时需缓慢转动瓶子,待软化后方可用镊子将上端截取,瓶子下方即可熔封;工作结束后需先关掉燃气的阀门,待火焰熄灭后关掉燃气的调节阀门。

三、可见异物检查法

可见异物是指存在于注射剂、眼用液体制剂和无菌原料药中,在规定条件下目视可以观测到的不溶性物质,其粒径或长度通常大于 50 μm。注射剂、眼用液体制剂应在符合药品生产质量管理规范(GMP)的条件下生产,产品在出厂前应采用适宜的方法逐一检查并同时剔除不合格产品。临用前,需在自然光下目视检查(避免阳光直射),如有可见异物,不得使用。

可见异物检查法有灯检法和光散射法两种。一般常用灯检法,也可采用光散射法。深色透明容器包装或液体色泽较深(一般深于各标准比色液

7号)的品种不适合用灯检法,可选用光散射法;混悬型、乳状液型注射液和滴眼液不能使用光散射法。实验室检测时应避免引入可见异物。当制备注射用无菌粉末和无菌原料药供试品溶液时,或供试品的容器不适于检查(如透明度不够、不规则形状容器等),需转移至适宜容器中时,均应在B级的洁净环境(如层流净化台)中进行。用于本实验的供试品,必须按规定随机抽样。

1. 第一法:灯检法

灯检法应在暗室中进行,检查装置如图5-2所示。

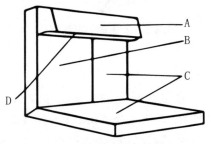

图5-2 可见异物检查装置

A.带有遮光板的日光灯光源(光照度可在1000~4000 lx范围内调节);B.不反光的黑色背景;
C.不反光的白色背景和底部(供检查有色异物);D.反光的白色背景(指遮光板内侧)。

检查人员条件:远距离和近距离视力测验,均应为4.9及以上(矫正后视力应为5.0及以上);无色盲。

检查法:按以下各类供试品的要求,取规定量供试品,除去容器标签,擦净容器外壁,必要时将药液转移至洁净透明的适宜容器内,将供试品置于遮光板边缘处,在明视距离(指供试品至人眼的清晰观测距离,通常为25 cm),手持容器颈部,轻轻旋转和翻转容器(但应避免产生气泡),使药液中可能存在的可见异物悬浮,分别在黑色和白色背景下目视检查,重复观察,总检查时限为20 s。供试品装量每支(瓶)在10 mL及10 mL以下的,每次检查可手持2支(瓶)。50 mL或50 mL以上大容量注射液按直、横、倒三步法旋转检视。供试品溶液中有大量气泡产生影响观察时,需静置足够时间至气泡消失后再检查。用无色透明容器包装的无色供试品溶液,检查时被观察供试品所在处的光照度应为1000~1500 lx;用透明塑料容器包装、棕色透明容器包装的供试品或有色供试品溶液,光照度应为2000~3000 lx;混悬型供试品或乳状液,光照度应增加至4000 lx左右。

注射液:除另有规定外,取供试品20支(瓶),按上述方法检查。

　　注射用无菌制剂:除另有规定外,取供试品5支(瓶),用适宜的溶剂和适当的方法使药粉完全溶解后,按上述方法检查。配带有专用溶剂的注射用无菌制剂,应先将专用溶剂按注射液要求检查并符合注射液的规定后,再用其溶解注射用无菌制剂。如经真空处理的供试品,必要时应用适当的方法破其真空,以便于药物溶解。低温冷藏的品种,应先将其放至室温,再进行溶解和检查。

　　无菌原料药:除另有规定外,按抽样要求称取各品种制剂项下的最大规格量5份,分别置于洁净透明的适宜容器内,采用适宜的溶剂及适当的方法使药物全部溶解后,按上述方法检查。注射用无菌制剂及无菌原料药所选用的适宜溶剂应无可见异物。如为水溶性药物,一般使用不溶性微粒检查,用水进行溶解制备;如使用其他溶剂,则应在各品种正文中明确规定。溶剂量应确保药物溶解完全并便于观察。注射用无菌制剂及无菌原料药溶解所用的适当方法应与其制剂使用说明书中注明的临床使用前处理的方式相同。除振摇外,如需其他辅助条件,则应在各品种的正文说明书中明确规定。

　　眼用液体制剂:除另有规定外,取供试品20支(瓶),按上述方法检查。临用前配制的滴眼剂所带的专用溶剂,应先检查合格后,再用其溶解滴眼用制剂。

　　结果判定:供试品中不得检出金属屑、玻璃屑、长度超过2 mm的纤维、最大粒径超过2 mm的块状物以及静置一定时间后轻轻旋转时肉眼可见的烟雾状微粒沉积物、无法计数的微粒群或摇不散的沉淀,以及在规定时间内较难计数的蛋白质絮状物等明显可见异物。供试品中如检出点状物、2 mm以下的短纤维和块状物等微细可见异物,生化药品或生物制品若检出半透明的长度小于1 mm的细小蛋白质絮状物或蛋白质颗粒等微细可见异物,除另有规定外,应分别符合表5-2、表5-3中的规定。

表5-2　生物制品注射液、滴眼剂结果判定

类别	微细可见异物限度	
	初试 20 支(瓶)	初试、复试 40 支(瓶)
注射液	装量50 mL及以下,每支(瓶)中微细可见异物不得超过3个	2 支(瓶)以上超出,不符合规定

类别	微细可见异物限度	
	初试 20 支（瓶）	初试、复试 40 支（瓶）
滴眼剂	装量 50 mL 以上，每支（瓶）中微细可见异物不得超过 5 个 如仅有 1 支（瓶）超出，符合规定 如检出 2 支（瓶）超出，复试 如检出 3 支（瓶）及以上超出，不符合规定	3 支（瓶）以上超出，不符合规定

表 5-3　非生物制品注射液、滴眼剂结果判定

类别		微细可见异物限度	
		初试 20 支（瓶）	初试、复试 40 支（瓶）
注射液	静脉用	如 1 支（瓶）检出，复试 如 2 支（瓶）或以上检出，不符合规定	超过 1 支（瓶）检出，不符合规定
	非静脉用	如 1~2 支（瓶）检出，复试 如 2 支（瓶）以上检出，不符合规定	超过 2 支（瓶）检出，不符合规定
滴眼剂		如 1 支（瓶）检出，符合规定 如 2~3 支（瓶）检出，复试 如 3 支（瓶）以上检出，不符合规定	超过 3 支（瓶）检出，不符合规定

　　既可静脉用也可非静脉用的注射液，以及脑池内、硬膜外、椎管内用的注射液应执行静脉用注射液的标准，混悬液与乳状液仅对明显可见异物进行检查。

　　注射用无菌制剂：5 支（瓶）检查的供试品中如检出微细可见异物，每支（瓶）中检出微细可见异物的数量应符合表 5-4 的规定；如有 1 支（瓶）超出下表中限度规定，另取 10 支（瓶）同法复试，均应不超出下表中限度规定。

表 5-4　注射用无菌制剂结果判定

类别		每支（瓶）中微细可见异物限度
生物制品	复溶体积 50 mL 及以下	≤3 个
	复溶体积 50 mL 以上	≤5 个
非生物制品	冻干	≤3 个
	非冻干	≤5 个

　　无菌原料药：5 份检查的供试品中如检出微细可见异物，每份供试品中检出微细可见异物的数量应符合相应注射用无菌制剂的规定；如有 1 份超出

限度规定,另取10份同法复试,均应不超出限度规定。

2. 第二法:光散射法

检测原理:当一束单色激光照射溶液时,溶液中存在的不溶性物质使入射光发生散射,散射的能量与不溶性物质的大小有关。本方法通过对溶液中不溶性物质引起的光散射能量的测量,并与规定的阈值比较,以检查可见异物。

不溶性物质的光散射能量可通过被采集的图像进行分析。设不溶性物质的光散射能量为 E,经过光电信号转换,即可用摄像机采集到一个锥体高度为 H,直径为 D 的相应立体图像。散射能量 E 为 D 和 H 的一个单调函数,即 $E=f(D,H)$。同时,假设不溶性物质的光散射强度为 q,摄像曝光时间为 T,则又有 $E=g(q,T)$。由此可以得出图像中的 D 与 q、T 之间的关系为 $D=w(q,T)$,也为一个单调函数关系。在测定图像中的 D 值后,即可根据函数曲线计算出不溶性物质的光散射能量。

仪器装置:主要由旋瓶装置、激光光源、图像采集器、数据处理系统和终端显示系统组成。

供试品放置于检测装置后,旋瓶装置使供试品沿垂直中轴线高速旋转一定时间后迅速停止,同时激光光源发出的均匀激光束照射在供试品上;当药液涡流基本消失,瓶内药液因惯性继续旋转,图像采集器在特定角度对旋转药液中悬浮的不溶性物质引起的散射光能量进行连续摄像,采集图像不少于75幅;数据处理系统对采集的序列图像进行处理,然后根据预先设定的阈值自动判定超过一定大小的不溶性物质的有无,或在终端显示器上显示图像供人工判定,同时记录检测结果。

仪器校准:仪器应具备自动校准功能,在检测供试品前可采用标准粒子进行校准。除另有规定外,分别用粒径为40 μm和60 μm的标准粒子溶液对仪器进行标定。根据标定结果得到曲线方程并计算出与粒径50 μm相对应的检测像素值。当把检测像素参数设定为与粒径50 μm相对应的数值时,对60 μm的标准粒子溶液测定3次,应均能检出。

检查法:① 溶液型供试品。除另有规定外,取供试品20支(瓶),除去不透明标签,擦净容器外壁,置于仪器检测装置上,从仪器提供的菜单中选择与供试品规格相应的测定参数,并根据供试品的瓶体大小对参数进行适当调整后,启动仪器,将供试品检测3次并记录检测结果。凡仪器判定有1次不合格者,可用灯检法确认。用深色透明容器包装或液体色泽较深等灯检法检查困难的品种不用灯检法确认。② 注射用无菌粉末。除另有规定外,取供试品 5 支(瓶),用适宜的溶剂及适当的方法使药物全部溶解后,按上述方法检查。③ 无菌原料粉末。除另有规定外,取各品种制剂项下的最大规格量 5 份,分别置于洁净透明的适宜玻璃容器内,采用适宜的溶剂及适当的方法使药物全部溶解后,按上述方法检查。设置检测参数时,一般情况下取样视窗的左右边线和底线应与瓶体重合,上边线与液面的弯月面成切线;旋转时间应能使液面漩涡到底,以能带动固体物质悬浮并消除气泡;旋瓶停止至摄像启动的时间应尽可能短,但应避免液面漩涡以及气泡的干扰,同时保证摄像启动时固体物质仍在转动。

结果判定:同灯检法。

实验六 散剂的制备

一、实验目的

（1）掌握一般散剂、含低共熔组分散剂的制备方法，等量递增法和打底套色法的操作要点。

（2）熟悉粉碎、过筛、混合的基本操作。

（3）了解散剂的质量检查方法。

二、实验原理

散剂是指原料药物或与适宜的辅料经粉碎、均匀混合制成的干燥粉末状制剂，属于传统中药剂型之一。散剂按医疗用途和给药途径可分为口服散剂和局部用散剂；按药物组成可分为单方散剂（俗称粉）和复方散剂。散剂的特点为"散者散也，去急病用之"，意即其发挥药效较快，宜于治疗急证，这是因为散剂粒径小、比表面积较大，从而具有易分散、奏效快的特点；外用散剂撒布于皮肤创面，有一定保护作用；此外散剂制备工艺简单，质量易于控制，便于婴幼儿服用。散剂亦存在许多不足之处，由于药物粉碎后，比表面积较大，刺激性和吸湿性也相应增加，所以易吸湿变质、刺激性大、含挥发性成分较多且剂量较大的药物不宜制成散剂。散剂的质量要求主要包括：外观应干燥、疏松、混合均匀、色泽一致，且装量差异限度、水分及微生物限度应符合规定；一般内服散剂应通过六号筛；儿科或外科用散剂应通过七号筛；煮散剂应通过二号筛；眼用散剂应通过九号筛。

散剂中的常用辅料主要包括乳糖、淀粉、糊精、蔗糖、葡萄糖、硫酸钙等稀释剂。散剂的制备工艺流程包括物料前处理、粉碎、过筛、混合、分剂量、质量检查、包装等。其中混合是制备复方散剂的重要操作步骤，散剂混合均匀与否,不仅影响产品的外观形态,而且直接影响产品的疗效。常用的混合方法有以下两种:① 打底套色法。此法是中药剂型对药粉进行混合的一种经验方法。所谓"打底"是指将量少、色深的药粉先放入乳钵中(混合之前应首先用其他色浅、量多的药粉饱和乳钵),再将量多的、色浅的药粉逐渐分次加入乳钵中轻研,使之混合均匀,即是"套色"。此法主要侧重色泽,而忽略了粉体粒子等量容易混合均匀的原则。② 等量递增法。遵循药物粉末等比、等量容易混合均匀的原则,将量少的组分与等量的其他组分混合均匀后,再加入与混合物等量的其他组分混合,如此倍量增加,始终保持等量,直至将其他组分完全混入为止。由于该法混合效果好,人们习惯上又称之为"配研法"。

当处方中药物比例相差悬殊时,应采用等量递增法混合;若各组分的密度相差较大,应将密度小的组分先加入乳钵内,再加入密度大的组分进行混合;若组分的色泽相差明显,可用打底套色法混合;含毒药、麻醉药品、精神药品等小剂量药品时,常添加一定比例量的赋形剂制成倍散,剂量在0.01～0.1 g者,可配制10倍散,即1份药物9份稀释剂;剂量在0.01 g以下者,可配制100或1000倍散;含共熔成分的散剂是否采用共熔方法制备,应根据共熔后对药理作用的影响及处方中所含其他固体成分的数量多少而定,若共熔后不影响药效或可增强其药效,可先共熔后再与其他固体组分吸附混合;处方中含有少量的液体成分,如挥发油、酊剂、流浸膏等,可利用处方中其他固体成分吸收后研匀,处方中含有较多量的液体成分,可另加适量的吸收剂吸收至不显潮湿为度,处方中液体组分量过大,且有效成分为非挥发性,可加热蒸去大部分水分后再以其他固体粉末吸收,或加入固体粉末或吸湿剂后,低温干燥、研匀过筛。

散剂的质量检查项目主要包括:粒度、外观均匀度、水分、装量差异、微生物限度等。

三、实验仪器与试药

(1) 仪器:电子天平,乳钵,方盘,药匙,标准筛,刷子,称量纸等。

(2) 试药:滑石粉,甘草,朱砂,冰片,薄荷脑,樟脑,氧化锌,硼酸,硼砂,玄明粉,青黛,枯矾等。

四、实验内容

益元散

【处方】

滑石粉　6 g　　　朱砂　　0.3 g

甘草　　1 g

【制法】

以上三味,滑石粉、甘草粉碎成细粉,朱砂水飞成极细粉。取少量滑石粉置于乳钵内先行研磨,以饱和乳钵的表面能,再将朱砂置于乳钵中,以等量递增法与滑石粉混合均匀,倾出。取甘草置于乳钵中,以等量递增法加入上述粉末,研匀,即得。

【检查】

(1) 粒度:取供试品 10 g,精密称定,采用单筛分法测定,通过七号筛的粉末重量不得少于95%。

(2) 外观均匀度:取供试品适量,置于表面光滑的纸上,平铺约 5 cm²,将其表面压平,在亮处观察,应色泽均匀,无花纹与色斑。

【注解】

(1) 本品为浅粉红色的粉末,手捻有润滑感,味甜。

(2) 功能与主治:清暑利湿。用于感受暑湿,身热心烦,口渴喜饮,小便短赤。

(3) 用法与用量:调服或煎服。一次 6 g,一日 1～2 次。

痱子粉

【处方】

薄荷脑　0.5 g　　　樟脑　　0.5 g

硼酸　　2.5 g　　　氧化锌　3 g

滑石粉　43.5 g

【制法】

取薄荷脑、樟脑研磨至液化,加适量滑石粉研匀,依次加氧化锌、硼酸研磨。最后按等量递增法加入剩余的滑石粉研匀,过七号筛,即得。

【检查】

(1)粒度:取供试品 10 g,精密称定,采用单筛分法测定,通过七号筛的粉末重量不得少于 95%。

(2)外观均匀度:取供试品适量,置于光滑纸上,平铺约 5 cm²,将其表面压平,在亮处观察,应色泽均匀,无花纹与色斑。

【注解】

(1)功能与主治:对皮肤有吸湿、止痒、消炎等作用。用于痱子、汗疹等。

(2)用法与用量:外用,撒布患处。一日 1~2 次。

(3)注意事项:处方中薄荷脑、樟脑为共熔组分,研磨混合时产生液化现象,需先以少量滑石粉吸收后,再与其他组分混匀。处方中樟脑、薄荷脑具有清凉止痒作用;氧化锌有收敛作用;硼酸具有轻微消毒防腐作用;滑石粉可吸收皮肤表面的水分及油脂,故用于治疗痱子、汗疹等。

冰硼散

【处方】

冰片	0.1 g	硼砂	1 g
朱砂	0.12 g	玄明粉	1 g

【制法】

以上四味,朱砂水飞成极细粉,硼砂粉碎成细粉,冰片研细。先将朱砂与玄明粉套研均匀,再与硼砂研合,过筛,然后加入冰片研匀,过筛,即得。

【检查】

(1)粒度:取供试品 10 g,精密称定,采用单筛分法测定,通过七号筛的粉末重量不得少于 95%。

(2)外观均匀度:取供试品适量,置于光滑纸上,平铺约 5 cm²,将其表面压平,在亮处观察,应色泽均匀,无花纹与色斑。

【注解】

(1)本品为粉红色的粉末,气芳香,味辛凉。

(2)功能与主治:清热解毒,消肿止痛。用于热毒蕴结所致的咽喉疼痛、牙龈肿痛、口舌生疮。

（3）用法与用量：吹敷患处，每次少量，一日数次。

（4）硼砂经炒失去结晶水后称煅月石，有消毒、防腐作用。玄明粉为芒硝经精制后，风化失去结晶水而得。用途同芒硝，外用治疮肿、丹毒、咽喉口疮。作用较芒硝缓和。冰片即龙脑，外用能消肿止痛。冰片为挥发性药物，故在制备散剂时最后加入，同时密封贮藏，以防成分挥发。混合时取少量玄明粉放于乳钵内先行研磨，以饱和乳钵的表面能。再将朱砂置于乳钵中，逐渐加入等容积玄明粉研匀，再加入硼砂研匀。

口腔溃疡散

【处方】

青黛　12 g　　　枯矾　12 g

冰片　1.2 g

【制法】

以上三味，分别研成细粉，过筛，混匀，即得。

【检查】

（1）粒度：取供试品 10 g，精密称定，采用单筛分法测定，通过七号筛的粉末重量不得少于95％。

（2）外观均匀度：取供试品适量，置于光滑纸上，平铺约 5 cm²，将其表面压平，在亮处观察，应色泽均匀，无花纹与色斑。

【注解】

（1）本品为淡蓝色粉末，气芳香，味涩。

（2）功能与主治：清热，消肿，止痛。用于火热内蕴所致的口舌生疮、黏膜破溃、红肿灼痛；复发性口疮、急性口炎见上述证候者。

（3）用法与用量：用消毒棉球蘸药擦患处。一日 2～3 次。

五、实验结果与数据处理

将散剂的质量检查结果填入表6-1中。

表6-1　散剂质量检查结果

名称	外观性状	粒度
益元散		
痱子粉		
冰硼散		
口腔溃疡散		

六、思考题

（1）打底套色法及等量递增法如何操作？

（2）何谓低共熔？处方中常见的低共熔组分有哪些？如何制备含低共熔组分的散剂？

（3）散剂处方中如含有少量挥发性液体或流浸膏，应如何制备？

实验七　丸剂的制备

一、实验目的

（1）掌握水丸、蜜丸、滴丸的制备方法。

（2）熟悉丸剂制备的常用仪器设备。

（3）了解丸剂制备过程中的常见质量问题与解决措施。

二、实验原理

丸剂是指原料药物与适宜的辅料制成的球形或类球形固体制剂，是中药传统剂型之一，除另有规定外，供丸剂制备用的药粉应为细粉或最细粉。丸剂的特点主要包括：固体、半固体、液体药物均可制成丸剂；传统丸剂作用迟缓，多用于慢性疾病的治疗；某些新型丸剂奏效快可以用于急救；可减少或避免某些药物的毒性和刺激性，如糊丸、蜡丸等。但也存在一定的缺点，如某些传统品种剂量大，服用不便，尤其是儿童；生产操作不当易致溶散、崩解迟缓；含原药材粉末较多者卫生标准难以达标等。

丸剂包括蜜丸、水蜜丸、水丸、糊丸、蜡丸、浓缩丸、糖丸、滴丸等。① 蜜丸。是指饮片细粉以炼蜜为黏合剂制成的丸剂，其中每丸重量在 0.5 g（含 0.5 g）以上的称为大蜜丸，每丸重量在 0.5 g 以下的称为小蜜丸。水蜜丸是指饮片细粉以炼蜜和水为黏合剂制成的丸剂。② 水丸。是指饮片细粉以水（或根据制法用黄酒、醋、稀药汁、糖液、含 5% 以下炼蜜的水溶液等）为黏合剂制成的丸剂。③ 糊丸。是指饮片细粉以米粉、米糊或面糊等为黏合剂制成的丸剂。④ 蜡丸。是指饮片细粉以蜂蜡为黏合剂制成的丸剂。⑤ 浓缩丸。是指饮片或部分饮片提取浓缩后，与适宜的辅料或其余饮片细粉，以水、炼蜜或炼蜜和水为黏合剂制成的丸剂。根据所用黏合剂的不同,分为浓缩水丸、浓缩蜜丸和浓缩水蜜丸等。⑥ 糖丸。是指以适宜大小的糖粒或基丸为核心,用糖粉和其他辅料的混合物作为撒粉材料,选用适宜的黏合剂或润湿剂制丸,并将原料药物以适宜的方法分次包裹在糖丸中而制成的制剂。⑦ 滴丸。是指原料药物与适宜的基质加热熔融混匀,滴入不相混溶、互不作用的冷凝介质中制成的球形或类球形制剂。滴丸基质包括水溶性基质和非水溶性基质,常用的有聚乙二醇类(如聚乙二醇6000、聚乙二醇4000等)、泊洛沙姆、硬脂酸聚烃氧(40)酯、明胶、硬脂酸、单硬脂酸甘油酯、氢化植物油等。滴丸冷凝介质必须安全无害,且与原料药物不发生作用,常用的冷凝介质有液状石蜡、植物油、甲基硅油和水等。

　　除另有规定外,丸剂外观应圆整,大小、色泽应均匀,无粘连现象。蜡丸表面应光滑无裂纹,丸内不得有蜡点和颗粒。滴丸表面应无冷凝介质黏附。丸剂通常采用泛制、塑制和滴制等方法制备。① 泛制法。是指在具备母核的基础上,在转动的适宜装备中,药物细粉与适宜的赋形剂交替加入,不断翻滚最终不断增大成小球形丸剂的制丸方法,可用于水丸、水蜜丸、部分浓缩丸等的制备。② 塑制法。是指药物细粉与适宜的黏合剂或润湿剂混合制成软硬适度的可塑性大的丸块,再经制丸条、分粒、搓圆制成丸粒的方法,可用于蜜丸、浓缩丸、蜡丸等的制备。③ 滴制法。是指药物与基质溶解或混悬后利用适当装置滴入另一种不相混溶的液体冷凝液中冷凝制成丸剂的方法,如滴丸剂的制备。

　　除另有规定外,丸剂一般需进行外观、水分、重量差异、装量差异、溶散时限和微生物限度等项目检查。

三、实验仪器与试药

　　(1) 仪器:量筒,吸管,烧杯,乳钵,瓷盆,方盘,铝锅,药筛,温度计,玻璃棒,泛丸匾,药勺,水勺,药刷,电子天平,粉碎机,热风循环烘箱,电炉,水浴锅,过滤装置,冷凝柱等。

　　(2) 试药:山楂,六神曲,麦芽,蔗糖,炼蜜,熟地黄,酒萸肉,牡丹皮,山药,茯苓,泽泻,乙醇,马来酸氯苯那敏,聚乙二醇6000,液状石蜡,纯化水等。

四、实验内容

六味地黄丸（水丸）

【处方】

熟地黄	160 g	酒萸肉	80 g
牡丹皮	60 g	山药	80 g
茯苓	60 g	泽泻	60 g

【制法】

取山药、酒萸肉干燥后粉碎过筛得细粉,混匀;牡丹皮提取丹皮酚后的药渣与酒萸肉、茯苓、熟地黄、泽泻分别加水煎煮2次,合并煎液,过滤,浓缩至膏状物;取丹皮酚溶于乙醇中,过滤后与膏状物混匀得浸膏,将细粉、浸膏、淀粉、糊精混配,搅拌制成软材,将软材制成湿丸,滚圆,干燥。以浸膏为黏合剂,将干燥后的药丸滑石粉打光,制成水丸。

【注解】

(1) 功能与主治:滋阴补肾。用于肾阴亏损,头晕耳鸣,腰膝酸软,骨蒸潮热,盗汗遗精,消渴。

(2) 大量生产可使用包衣锅(详见本实验后的拓展阅读)。

大山楂丸（蜜丸）

【处方】

山楂	200 g	六神曲（麸炒）	30 g
炒麦芽	30 g	蔗糖	120 g
炼蜜	120 g		

【制法】

取山楂、六神曲(麸炒)、炒麦芽,粉碎成细粉,过100目筛,混匀;另取蔗糖120 g,加水54 mL溶解,再与炼蜜120 g混合均匀,炼至相对密度约为1.38(70 ℃)时,趁热过滤,与上述粉末混匀,合坨,制丸条,分粒,搓圆制成大蜜丸,即得。

【注解】

功能与主治:开胃消食。用于食积内停所致的食欲不振、消化不良、脘腹胀闷。

马来酸氯苯那敏滴丸

【处方】

马来酸氯苯那敏　4 g　　　　聚乙二醇6000　15.5 g

【制法】

(1) 称取15.5 g聚乙二醇6000于烧杯中,90 ℃水浴加热至全熔。

(2) 将马来酸氯苯那敏4 g加入熔融的聚乙二醇6000中,搅拌使溶解,温度保持在80 ℃。

(3) 将熔融的药液转移至滴瓶或滴丸机(详见本实验后的拓展阅读)的储液筒内(大量制备时),调节滴速,滴入液状石蜡冷凝液中。

(4) 冷却后,收集滴丸,置于滤纸上吸除液状石蜡,自然干燥,即得。

【注解】

(1) 功能与主治:抗组胺药。通过对H1受体的拮抗起到抗过敏作用,主要用于鼻炎、皮肤黏膜过敏,缓解流泪、打喷嚏、流涕等感冒症状。

(2) 滴制时,药液温度不得低于80 ℃,否则在滴口易凝固且不易滴下。

五、实验结果与数据处理

将丸剂的外观填入表7-1中。

表7-1　外观检查结果

制剂名称	外观
六味地黄丸(水丸)	
大山楂丸(蜜丸)	
马来酸氯苯那敏滴丸	

六、思考题

(1) 影响滴丸重量的因素有哪些？

(2) 泛制法的具体工艺流程有哪些？

(3) 起模的方法有哪些？

(4) 蜜丸常见的质量问题和解决措施有哪些？

 拓展阅读

一、包衣机的使用

1. 仪器简介

包衣机是对中、西药片片芯外表进行糖衣、薄膜等包衣的设备,具有简单、易操作、片面平滑、光亮、细腻、节约辅料、维修简便等优点,适用于实验和小批量生产。

2. 构造

包衣机(图7-1)主要由主机(原糖衣机)、可控常温热风系统、自动供液供气的喷雾系统等部分组成。主电机可变频调速,它是用电器自动控制的办法将包衣辅料用高雾化喷枪喷到药片表面上,同时药片在包衣锅内做连续复杂的轨迹运动,使包衣液均匀地包在药片的片芯上,锅内有可控常温热风对药片同时进行干燥,使药片表面快速形成坚固、细密、完整、圆滑的表面薄膜。自动供液车可对温度要求较高的包衣液进行加热保温,且温度可调控。桶内衬为保温岩棉,即便加热到80~90 ℃范围,桶外壁亦能保持常温。供液车配备蠕动泵和双两位三通电磁阀,可供两把大口径喷枪同时工作。供液车装有气动搅拌马达,可对包衣液进行不间断搅拌,且搅拌速度可调。供液车底部装有万向轮,可随意移动。

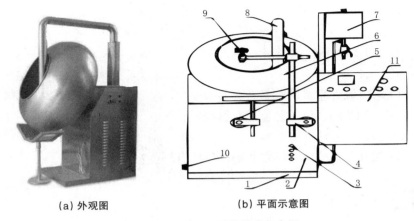

(a) 外观图　　　　　　　　　　(b) 平面示意图

图7-1　BYc-600型荸荠式包衣机

1. 底座；2. 主机；3. 气液出口；4. 喷检支架；5. 外加热装置；6. 包衣锅；

7. 浆液桶；8. 内加热装置；9. 喷检；10. 压缩空气进口；11. 电器控制柜。

3. 使用方法

将机器平稳地放置在地面上，安放好电器柜，安装好液桶，接上液管，按以下步骤操作：

（1）接通电源。注意：相线、零线不能接错。

（2）将气源通过Φ8 PU管与机体下侧的气管接头接通。

（3）给液筒内加装搅拌均匀的包衣液。

（4）启动电源开关，此时接通电源。

（5）按照主机调速器使用说明调节主机转速（包薄膜衣适合转速为15~20 r/min）。

（6）打开供风开关，进风机开始工作。调节供风变速旋钮，选择合适的风量和风压。

（7）调节温控仪，将温度调到所需要的温度值上，此时如实际温度低于设置值，加热器电源接通，加热器开始加热。如果实际温度高于设置值，加热器电源断开，加热器停止加热。注意：风机关闭的情况下内加热打不开。在包薄膜衣时外加热是作为辅助加热，可以不用。

（8）以上各功能调节合适后，即可开启空压机，空气压力为4~6 kg/cm³。

（9）打开喷枪开关，调节好喷雾流量、锥角、雾化及喷枪与物料的距离（120~180 mm），喷枪开始工作。有关喷枪的具体使用请参阅喷枪说明书。

4. 注意事项

（1）减速箱内润滑油和滚动轴承内腔润滑脂应定期更换（一般不超过6个月）。

（2）包衣锅如长期不用应擦洗干净，并在其表面涂油。

（3）喷枪在每班使用完后应用清水加压冲洗干净以防堵口，如发生堵口现象请照喷枪说明书将喷头拆开，用细针将枪口残留物清除。

（4）为确保减速箱内蜗轮符合传动的润滑条件，运行中箱体的温度不得超过50 ℃。

（5）蜗杆轴端的防油密封圈应定期检查更换（不超过6个月）。

（6）机器必须可靠接地，其接地阻值应不大于4 Ω。

（7）不得随意拆除电器。

（8）每次工作完成后必须用纯化水或乙醇清洗喷枪、液筒及管道。

（9）如发现喷枪无包衣液喷出，应检查：① 电器控制柜上的喷液开关是否打开。② 压缩空气是否纯净（最好在空压机出口处安装滤清器）。③ 包衣液是否搅拌均匀，如有颗粒则容易堵枪口。④ 在调节雾化锥角时，枪头是否锁紧。

（10）如发生枪头堵口，则按照喷枪使用说明书依次拆开：流量调节旋钮→弹簧→枪针→枪头锁紧螺母→锥角调节枪头。用比枪头孔小的细针清理枪头孔，或用压缩空气反吹，直至清理干净。再按与拆卸相反的次序将喷枪安装好。

二、滴丸机的使用

1. 构造

自动滴丸机主要由五大部分组成，如图7-2所示。

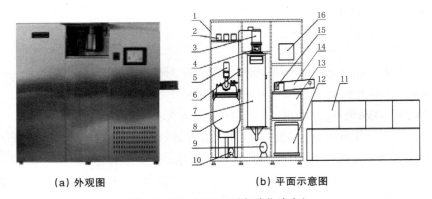

(a) 外观图　　　　　　　　(b) 平面示意图

图 7-2　DWJ-2000 型自动化滴丸机

1. 机壳；2. 气动元件控制盘；3. 储料罐；4. 滴头；5. 搅拌电机；6. 加料管阀门；7. 冷却柱；8. 调料罐；9. 冷却油泵；10. 加热油泵；11. 筛桶；12. 压缩机；13. 油箱；14. 传送带；15. 传送带电机；16. 触摸屏。

药物调剂供应系统：由保温层、加热层、调料桶、电动减速搅拌机、油浴循环加热泵、药液自动输出开关、自动喷淋清洗装置、压缩空气输送机构组成。将药液与基质放入调料桶内，通过加热搅拌制成滴丸的混合药液，然后通过压缩空气将其输送到储液罐内。

动态滴制收集系统：储液罐内的液位通过液位传感器控制与供料系统联结，使储液罐保持一定的液位，在此基础上，通过压力和真空度的调节，使罐内处于衡压状态，从而保证均匀稳定的滴速，保证了产品的质量。滴制时药液由滴头滴入到甲基硅油或液状石蜡中，在冷却柱上部装有加热器，确保液滴在温度梯度降低的同时，使药滴在表面张力的作用下适度充分地收缩成丸，使滴丸成型圆滑，丸重均匀。冷却柱内安装了线形压力传感器，通过变频调速控制输液泵的流量，使冷却剂在收集过程中保持了液面的动态平衡。

循环制冷系统：为了保证滴丸的圆整度，避免滴制的热量及冷却柱加热盘的热量传递给冷却液，使其温度受到影响，我们采用了进口组合的制冷机组，制冷机组通过钛合金制冷器控制制冷箱内冷却剂的温度，保证了滴丸的顺利成型。

筛选干燥抛光系统：由四节转笼组成。第一节转笼用于筛选，第二和第三节转笼完成滴丸表面冷却剂的擦拭和干燥，第四节转笼完成对丸体抛光，抛光后的药丸由导料口导出准备装瓶。转笼的每一节都能反正转，其反转时滴丸在转笼内运行停留，正转时进入下一节直至输出机外。

计算机触摸屏控制系统：采用计算机触摸屏控制技术，实现了整机的自动化生产。进口工控机质量可靠，界面动态显示十分友好，各项参数设置简单直观。可以全自动工作,也可"手动"控制。

2. 使用方法

(1) 整机接上电源。打开主开关,滴丸机冷却柱后部和滴头侧面的照明灯点亮,表示主机电源已经接通;同时,控制柜下部的循环冷却风机开始工作,触摸屏自动进入操作画面。

(2) 在操作画面中,仔细观看一下触摸屏中◀◀的位置,以表示设备当前是处于"自动"状态还是"手动"状态。根据需要,点击"系统运行"。如果不需要"自动",则点击"手动"和"系统运行",再根据工作的需要点击各绿色模块(注意:各模块工作时显示为红色,不工作时显示为绿色)。

(3) 系统进入"手动状态"后,点击"参数设定",设定各参数。设定方法为:点击"参数设定",此时屏幕显示各参数以前所设定之值,若不需要更改,点击"退出"键即可。若需要进行更改,则点击所需要更改的数值后,输入正确的数值,然后点击"确认"键即完成了数值的更改。更改完毕后,按"返回"键,系统返回操作界面。

(4) 点击"加热"键和加热油泵的"开关"键,系统(此指调料罐、加料罐、储料罐、冷却柱顶部等)进入加热状态。此时油液和药液开始升温,系统进入"预热状态"。这个过程需要1~2 h,到达设定温度后,系统加热状态将自动关闭,停止加热。

(5) 点击"制冷"开关,系统进入制冷状态,压缩机和风机开始工作。这个过程需要1~2 h。"制冷"与"制热"过程可以同步进行,这样可以缩短准备工作的等待时间。

(6) 装药。打开"调料罐"的加药口,装入已配好的药,关闭"调料罐"的加药口。药可以是固体颗粒状的,可以是粉末状的,或在外部加热成液体状的均可。在药液温度低于70 ℃时切不可以打开搅拌电机进行搅拌。因工作时"调料罐"内部有压力,所以在向"调料罐"加药后,一定要将加药口的胶垫放置好,并拧紧加药口卡箍的螺栓,保证"调料罐"的整体密封性。

(7) 主机接上压缩空气管路,调整压力为0.7 MPa。

(8) 手动运行。

当药液温度达到设定的温度时,点击触摸屏的"搅拌"开关,"调料罐"上部的搅拌电机开始工作,药液搅拌到设定的时间(如3 min)后,即可进行下一道工序。

加药(调料罐→储料罐)。此工序用触摸屏进行操作。点击"加料管阀门",系统进入加药状态。当药液达到"储料罐"内部的上液位时,系统会自动关闭"加料管阀门"。"自动状态"加药时,在预设的"加药时间"内,如药液没有达到"储料罐"的上液位,系统会告警:药液已用完,请转入"手动状态"。

滴药。当储料罐中充满药后,即可进行滴制。先打开触摸屏"传送带""滚筒"开关后,打开"滴头"开关,开始滴药。此时,滴头温度必须达到80 ℃以上。首次滴制时,可调节"加压"和"真空"旋扭来控制滴速。滴速过快时,关闭"气压"调节旋钮,打开"真空"调节旋钮,增加真空度;滴速过慢时,可相应关小"真空"调节旋钮。

(9) 自动运行。

在上述的操作步骤第(1)~(7)项完成后,系统可进入自动运行。具体操作步骤为:点击菜单中的"自动"键。此时再点击其余开关键时均已无效,只有参数设定可以修改。一般情况下,也无须修改。

自动过程如下:当制冷、加热温度达到其设定要求时,系统自动开始进行搅拌。当达到设定的搅拌时间后,系统自动打开"加药管阀门"加药,储料罐加满后,"加药管阀门"自动关闭。 同时,系统自动打开"滴头"开关开始滴药,同步打开"传送带"和"滚筒"的开关。至此设备全面开始运转。在药液液位降至"储料罐"下限液位时,系统自动关闭"滴头"开关,再次打开"加药管阀门"加药,再自动滴制,直至最后一次加药。若加药时间已到,而药液液位未达到"储料罐"的上液位时,触摸屏上出现告警"药已用完,请转手动",此时,按下"手动"键,使系统变"自动"状态为"手动"状态,至此自动运行过程结束。

(10) 清洗。当本次药液滴制完毕,不再滴制,或需要更换另一种药液时,需要对"调料罐"及管路等滴制系统进行清洗。清洗的具体步骤如下:

① 系统关闭程序。关闭滴头开关;关闭传送带;关闭制冷系统;关闭冷却油泵;关闭加热系统;插上封闭插板。

② 加水。从加药口或进水口向"调料罐"内注入30 L 90 ℃以上的热水,关闭"调料罐"。

③ 清洗。更换"滴头"(换下来的滴头另外用热水单独清洗),换上单孔滴头,并从滴头出口处外接导水管至废水桶。然后,打开空压机,点击打开"加料管阀门"使热水注入"储料罐",打开"滴头"开关,废水在压力的作用下很快流出,关闭"滴头"开关。如此反复数十次,直至滴制系统清洗干净,"调料罐"内的水全部流出为止。最后,关闭"滴头"开关,换回已清洗干净的滴头。

注意:在加水清洗之前,切记一定要放空"调料罐"内的压缩空气,最后打开"调料罐"的加药口,才能注水清洗。否则,因为"调料罐"内有气压,容易导致安全事故发生。

（11）关闭系统。清洗完毕后，关闭空压机；打开储料罐放气阀，放出压缩空气后关闭阀门；操作触摸屏，先关闭系统，最后关闭总电源。

3. 注意事项

（1）DWJ-2000型自动化滴丸机是精密自动化制药设备，要求安装在有空调的室内，室内温度宜在25℃左右。

（2）DWJ-2000型自动化滴丸机全负荷工作时的功率在5 kW以上，必须设有专用电源。

（3）DWJ-2000型自动化滴丸机的主机前后面与墙面的距离至少为1 m，以利于设备的散热、人员操作、检修维护等事宜。

（4）系统正常运行时，触摸屏操作画面可"注销"，以防他人误操作。需要时可以重新登陆。

（5）在显示屏菜单中，显示"自动"，其实是处于"手动状态"，"手动"则是处于"自动状态"。滚筒的正反转也是如此，"正转"是处于"反转状态"，"反转"则处于"正转状态"。

（6）系统运行前，一定要查看"参数设定"内的数据，必须符合要求，如果不符合，一定要更改后再运行。

（7）系统在自动运行时，如有别的要求或意外情况发生，应及时点击"关机"按钮。先点击"关闭系统"，即停止一切工作；另外，也可以将系统切换到手动状态，点击各开关按钮来完成。关机结束后，要再次进行自动运行状态时，则应点击"退出系统"，再点击"重新返回"，待3 min后，重新进入"自动"。

（8）制冷前应先打开冷却油泵，以防产生"冰堵"。加热时亦应先打开加热油泵，这样整个系统才能均匀加热。

（9）确信药已经成为液体时（温度高于熔点），才能开始搅拌；只有在充分搅拌后，才能"加药"。打开滴头前，必须关闭"加药管阀门"。关闭滴头后，要延续一段时间后（大于3 min），才能关闭冷却油泵和传送带等部件。

（10）手动滴制时，一定要注意制冷温度是否符合要求，否则容易引起管道堵塞。

（11）开始滴制时，由于突然加压，一定要控制好"加压阀"，以防药滴制备过快成流，造成"大药丸"而堵塞管道。

（12）制冷系统开停间隔必须在5 min以上，否则将对压缩机产生不可挽救的损坏。

实验八　颗粒剂的制备

一、实验目的

（1）掌握颗粒剂的制备方法。

（2）熟悉颗粒剂的质量检查方法。

二、实验原理

颗粒剂是指原料药物与适宜的辅料混合制成具有一定粒度的干燥颗粒状制剂。颗粒剂可分为可溶颗粒（通称为颗粒）、混悬颗粒、泡腾颗粒、肠溶颗粒、缓释颗粒和控释颗粒等。① 混悬颗粒。是指难溶性原料药物与适宜辅料混合制成的颗粒剂，临用前加水或其他适宜的液体振摇即可分散成混悬液。② 泡腾颗粒。是指含有碳酸氢钠和有机酸（一般用枸橼酸、酒石酸），遇水可放出大量气体而呈泡腾状的颗粒剂，泡腾颗粒中的原料药物应是易溶的，加水产生气泡后应能溶解。③ 肠溶颗粒。是指采用肠溶材料包裹颗粒或其他适宜方法制成的颗粒剂，肠溶颗粒耐胃酸而在肠液中释放活性成分或控制药物在肠道内定位释放，可防止药物在胃内分解失效，避免对胃的刺激。

颗粒剂常用的辅料有稀释剂、黏合剂，有时根据需要也可加入崩解剂。常用的稀释剂有淀粉、蔗糖、乳糖、糊剂等。常用的黏合剂有淀粉浆、纤维素衍生物等。中药颗粒剂中的中药提取物常含有一定的黏性物质，因此经常用水或乙醇-水的混合液作为润湿剂进行制粒，不需要特别加入黏合剂。

颗粒剂的质量要求：颗粒剂外观应干燥、色泽一致，无吸潮、结块、潮解等现象，不得有焦屑等异物。可溶性颗粒剂应全部溶化或允许有轻微浑浊，混悬性颗粒剂应能混悬均匀，泡腾性颗粒剂遇水应立即产生二氧化碳，并呈泡腾状。颗粒剂粒度、溶化性、水分、装量差异及微生物限度等应符合《中华人民共和国药典》的相关规定。

　　中药颗粒剂中以水溶性颗粒剂为主。中药水溶性颗粒剂的制备工艺流程为中药提取、精制、制粒、干燥、整粒、包装。① 中药提取。主要有煎煮法、渗漉法、浸渍法、回流提取法等方法。对于含挥发性成分的饮片可用双提法。② 精制。可采用水提醇沉、高速离心、絮凝沉淀、大孔树脂吸附等方法。其中以水提醇沉法最为常用,即将水煎煮液浓缩至一定程度时(一般相对密度为1.05左右或浓度为1∶1),加入等量乙醇,搅拌均匀,静置冷藏12 h以上,滤过,滤液回收乙醇并浓缩成相对密度为1.30～1.35(50～60 ℃)的清膏,或继续干燥成干浸膏。③ 制粒。有挤出制粒、快速搅拌制粒、流化喷雾制粒、干法制粒等方法。在实验室小量制备中多使用手工制粒筛进行挤出制粒,采用挤出制粒法制备颗粒剂的关键是控制软材的质量,一般要求"手握成团,轻压即散",中药颗粒剂的软材若太黏,可加适量50%～70%乙醇调整。④ 干燥。湿颗粒制成后,应及时干燥,干燥温度应逐渐上升,一般控制在60～80 ℃。将干燥后的颗粒通过一号筛除去大颗粒,再通过四号筛除去细小颗粒或细粉,筛下的细小颗粒和细粉可重新制粒,或并入下次同一批号的药粉中,混匀制粒。⑤ 整粒。可将干燥过程中发生的因湿颗粒结块、粘连等形成的颗粒积聚而分离,同时使颗粒剂粒度符合规定要求。⑥ 包装。包装材料可选用复合铝塑袋、铝箔袋、塑料袋、塑料瓶等,包装后的制剂应干燥贮藏,防止受潮。

　　颗粒剂的质量检查项目主要包括颗粒剂的粒度、溶化性、干燥失重、装量差异及微生物限度等。

三、实验仪器与试药

　　(1) 仪器:量筒,烧杯,乳钵,瓷盘,玻璃棒,一号筛,四号筛,14目筛,提取装置等。

　　(2) 试药:金银花,大青叶,桔梗,连翘,苏叶,甘草,板蓝根,芦根,防风,糖粉,板蓝根,糊精,乙醇,纯化水等。

四、实验内容

感冒颗粒

【处方】

金银花	3.34 g	大青叶	8 g
桔梗	4.3 g	连翘	3.34 g
苏叶	1.67 g	甘草	1.25 g
板蓝根	8 g	芦根	3.34 g
防风	2.5 g		

【制法】

（1）连翘、苏叶加4倍水，提取挥发油备用。

（2）其余7味药材与上述药渣混合，并加入6倍量的水，浸泡30 min，加热煎煮2 h；第2次加4倍量的水，煎煮1.5 h；第3次加2倍量的水，煎煮45 min；合并3次煎煮液，静置12 h，上清液200目筛滤过，滤液待用。

（3）滤液减压浓缩至稠膏状后，向其中加入2倍量的75%乙醇，搅匀，静置过夜，上清液滤过，滤液待用。

（4）滤液减压回收乙醇并浓缩至稠膏状，加入5倍量的糖粉，混合均匀，加入70%乙醇少许，制软材，过14目筛制粒，湿颗粒于60 ℃干燥30 min，干颗粒分别过一号筛和四号筛整粒后，在缓缓搅拌下，将步骤（1）中的挥发油与乙醇混合液（约20 mL）喷于干颗粒中，混匀，然后分装，每袋10 g，密封包装即得。

【检查】

（1）性状：颗粒应干燥、均匀、色泽一致，无吸潮、软化、结块、潮解等现象。

（2）粒度：取本品5袋，置药筛内，过筛时，筛保持水平状态，左右往返轻轻筛动，过筛3 min，不能通过一号筛与能通过五号筛的总和不得超过供试量的15%。

（3）溶化性：取供试品10 g，加热水200 mL，搅拌5 min，可溶性颗粒应全部溶化，允许有轻微混浊，但不得有异物。

（4）装量差异：取供试品10袋，分别称定每袋内容物的重量，每袋装量与标示装量相比较,差异应在±5％以内,若存在超出装量差异限度的药品,应保证其数量不得多于2袋,且不得有1袋超出限度1倍。

【注解】

(1)功能与主治:解热镇痛。用于感冒引起的头痛,发热,鼻塞,流涕,咽痛。

(2)用法用量:开水冲服,一次1袋,一日2次。

板蓝根颗粒

【处方】

板蓝根	50 g	糊精	10 g
糖粉	30 g	95％乙醇	适量

【制法】

(1)提取精制:取50 g板蓝根,加入3倍量水,浸泡30 min,煎煮2次,首次1 h,过滤,保留滤液。药渣加3倍量水煎煮30 min,过滤后合并滤液,浓缩至约50 mL,加入95％的乙醇85 mL左右,边加边搅拌,使含乙醇量达60％,静置使沉淀。取上清液,加热浓缩为10 mL清膏备用。

(2)制软材:加入糖粉、糊精与清膏混匀后,加入适量95％乙醇,边加边搅拌,制成"手握成团,轻压即散"的软材。

(3)制粒、干燥、整粒:将所制得的软材过14目筛制湿颗粒,湿颗粒于60 ℃烘箱干燥30 min后备用;将干颗粒分别过一号筛和四号筛整粒。

(4)包装:分装,每袋10 g,密封包装即得。

【检查】

(1)性状:颗粒应干燥、均匀、色泽一致,无吸潮、软化、结块、潮解等现象。

(2)粒度:取本品5袋,置药筛内,过筛时,筛保持水平状态,左右往返轻轻筛动,过筛3 min,不能通过一号筛与能通过五号筛的总和不得超过供试量的15％。

(3)溶化性:取供试品10 g,加热水200 mL,搅拌5 min,可溶性颗粒应全部溶化,允许溶液有轻微混浊,但不得有异物。

(4)装量差异:取供试品10袋,分别称定每袋内容物的重量,每袋装量与标示装量相比较,差异应在±5％以内,若存在超出装量差异限度的药品,应保证其数量不得多于2袋,且不得有1袋超出限度1倍。

【注解】

（1）功能与主治：清热解毒，凉血利咽。用于肺胃热盛所致的咽喉肿痛、口咽干燥；急性扁桃体炎见上述证候者。

（2）用法用量：开水冲服。一次5～10 g，一日3～4次。

五、实验结果与数据处理

（1）将装量差异测定结果填入表8-1中。

表8-1　装量差异测定结果

编号	感冒颗粒(g)	板蓝根颗粒(g)
1		
2		
3		感冒颗粒平均袋重：
4		$RSD=$
		评价及原因分析：
5		
6		
7		板蓝根颗粒平均袋重：
8		$RSD=$
		评价及原因分析：
9		
10		

（2）将性状、粒度和溶化性测定结果填入表8-2中。

表8-2　性状、粒度、溶化性测定结果

品名	性状	粒度	溶化性
感冒颗粒			
板蓝根颗粒			

六、思考题

（1）提取中药有效成分的方法有哪些？为什么要进行醇沉？

（2）煎煮法制备浸出制剂时应注意哪些问题？

（3）颗粒剂有哪些质量要求？影响成品质量的因素有哪些？

实验九　胶囊剂的制备

一、实验目的

（1）掌握胶囊剂的制备方法及操作要点。

（2）熟悉胶囊剂的质量要求。

（3）了解胶囊剂的填充方法。

二、实验原理

　　胶囊剂是指原料药物或与适宜辅料充填于空心胶囊或密封于软质囊材中制成的固体制剂。根据胶囊剂的硬度与溶解和释放特性，可将胶囊剂分为硬胶囊、软胶囊、肠溶胶囊、控释胶囊和缓释胶囊。① 硬胶囊。是指采用适宜的制剂技术，将原料药物或加适宜辅料制成的均匀粉末、颗粒、小片、小丸、半固体或液体等，充填于空心胶囊中的胶囊剂。② 软胶囊。是指将一定量的液体原料药物直接包封，或将固体原料药物溶解或分散在适宜的辅料中制备成溶液、混悬液、乳状液或半固体，密封于软质囊材中的胶囊剂。③ 肠溶胶囊。是指用肠溶材料包衣的颗粒或小丸充填于胶囊而制成的硬胶囊，或用适宜的肠溶材料制备而得的硬胶囊或软胶囊。肠溶胶囊不溶于胃液，但能在肠液中崩解而释放活性成分。

　　胶囊剂可掩盖药物的不良气味，提高药物的稳定性，定时定位释放药物，弥补其他固体剂型的不足。但由于胶囊剂外壳主要组分是水溶性明胶，因此有些药物不宜制成胶囊剂，通常不宜制成胶囊剂的药物有：① 能溶解胶囊壁的药物水溶液或乙醇溶液。② 氯化物、溴化物等易溶性药物。③ 对胃黏膜刺激性强的药物。④ 易风化或易吸湿的药物。

　　胶囊剂的质量要求主要包括：① 胶囊剂的内容物不应造成囊壳的变

质。② 胶囊剂应整洁、不黏结、不变形、无破裂、无异臭。③ 填充小剂量药物前,应先用适宜稀释剂稀释,混合均匀。④ 胶囊剂的微生物限度应符合要求。⑤ 根据原料药物和制剂的特性,除来源于动、植物多组分且难以建立测定方法的胶囊剂外,溶出度、释放度、含量均匀度等应符全要求;必要时,内容物包衣的胶囊剂应检查残留溶剂。⑥ 中药硬胶囊剂应进行水分检查,除另有规定外,不得超过9.0%。

硬胶囊剂的一般制备工艺流程主要包括填充药物的处理、空心胶囊的规格选择、药物的填充、胶囊剂的清洁和上光、质量检查和包装。① 填充药物的处理。中药通过前处理后如能满足硬胶囊的填充要求,即可直接填充,但多数药物由于流动性差等方面的原因,均需加入一定量的稀释剂、润滑剂、表面活性剂等辅料或制粒后填充。可将原料药物加入适宜的辅料如稀释剂、助流剂、崩解剂等制成均匀的粉末、颗粒或小片;将普通小丸、速释小丸、缓释小丸、控释小丸或肠溶小丸单独填充或混合填充,必要时加入适量空白小丸作填充剂;将原料药物制成包合物、固体分散体、微囊或微球;溶液、混悬液、乳状液等也可采用特制灌囊机填充于空心胶囊中,必要时密封。对于剂量极小的贵重药、麻醉药、毒性药材,常加入稀释剂(如乳糖、淀粉等)稀释一定的倍数;剂量较小的药物或细粉药等可直接粉碎成细粉;剂量较大者可通过提取浓缩后制成粉末或颗粒。对于易吸湿(如中药浸膏粉)或混合后易发生共熔的药物,可加入适量的稀释剂(如氧化镁、碳酸镁等)混合;疏水性药物常加入亲水性辅料以利于溶出,提高生物利用度;含挥发性成分较多的药材(如薄荷、荆芥等)可提取挥发油,采用β-环糊精包合或吸收剂吸收后兑入。② 空胶囊规格及其选择。空胶囊共有八种规格,由大到小依次为000、00、0、1、2、3、4、5号。空胶囊的选择一般凭经验与试装确定,常用的方法是先测定待填充物料的堆密度,然后根据应装剂量计算该物料的容积来决定应选胶囊的号数。③ 药物的填充。小量试制可用胶囊充填板(详见本实验后的拓展阅读)或手工充填药物,大量生产可用全自动胶囊充填机(详见本实验后的拓展阅读)充填药物,填充好的药物使用胶囊抛光机清除吸附在胶囊外壁上的细粉,使胶囊光洁。药物填充的操作步骤包括分离胶囊帽、填充内容物、除去过多的粉末、套合囊帽,必要时密封胶囊、清除胶囊外的粉末。④ 胶囊剂的清洁和上光。胶囊填充后,会有少量粉末黏附于胶囊表面,少量制备可用布擦拭去除,胶囊填充机多采用真空吸尘机除去。⑤ 检查质量,印字包装。

软胶囊的制备主要有滴制法和压制法。① 滴制法。是指通过滴制机制备软胶囊剂的方法。即利用明胶液与油状药物为两相,由滴制机喷头使两相按不同速度喷出,一定量的明胶液将定量的油状液包裹后,滴入另一种不相混溶的液体冷却剂中,胶液接触冷却液后,因表面张力作用而使之形成球形,并逐渐凝固成软胶囊剂。② 压制法。将胶液制成厚薄均匀的胶片,再将药液置于两个胶片之间,用钢板模或旋转模压制软胶囊的一种方法。

胶囊剂的质量检查项目主要包括:外观、装量差异、崩解时限、含量测定、水分、微生物限度等项目。

三、实验仪器与试药

(1)仪器:空胶囊壳,白纸或玻璃板,天平,洁净的纱布,刀,指套,称量纸,药匙,酒精棉球,20目筛,18目筛等。

(2)试药:穿心莲,天麻,淀粉,85%乙醇等。

四、实验内容

穿心莲胶囊(浸膏)

【处方】

穿心莲	100 g	淀粉	适量
85%乙醇	1800 mL		

【制法】

取穿心莲100 g,用85%乙醇热浸提取两次,第一次加入1 L乙醇,第二次加入800 mL乙醇,每次提取2 h,合并2次提取液,滤过,滤液回收乙醇,浓缩成稠膏状,干燥得干浸膏。取干浸膏粉10.5份,淀粉14.5份,混合均匀,加入总重量3%的纯化水制软材,用20目筛制粒,80 ℃干燥,水分控制在3.5%内,用18目筛整粒,装入胶囊,抛光,制成100粒,即得。

【检查】

(1)性状:观察所制备的穿心莲胶囊,其外观应整洁,不得有黏结,变形,渗漏或囊壳破裂现象,并无异臭。

(2)装量差异:取10粒所制备的穿心莲胶囊,分别精密称定胶囊与囊壳重量,求出每粒内容物的装量。每粒装量与标示装量比较(无标示装量的胶囊剂,与平均装量比较),装量差异限度应在标示装量(或平均装量)的±10%以内,超出装量差异限度的不得多于2粒,并不得有1粒超出限度的1倍。

(3)崩解时限:除另有规定外,取供试品6粒,分别置于升降式崩解仪吊篮的玻璃管中(需加挡板),启动崩解仪进行检查,各粒均应在30 min内全部崩解,如有1粒不能完全崩解,应另取6粒复试,均应符合规定。

【注解】

(1)本品为硬胶囊,内容物为棕绿色至墨绿色的颗粒和粉末;味苦。

(2)功能与主治:清热解毒,凉血消肿。用于邪毒内盛,感冒发热,咽喉肿痛,口舌生疮,顿咳劳嗽,泄泻痢疾,热淋涩痛,痈肿疮疡,毒蛇咬伤。

(3)用法与用量:口服。一次2~3粒,一日3~4次。

全天麻胶囊(药材粉末)

【处方】

天麻　50 g

【制法】

取天麻,粉碎成细粉,直接装入胶囊,制成100粒,即得。

【注解】

(1)本品为硬胶囊,内容物为黄白色至黄棕色的细粉或颗粒;气微,味甘。

(2)功能与主治:平肝,息风,止痉。用于肝风上扰所致的眩晕、头痛、肢体麻木、癫痫抽搐。

(3)口服。一次2~6粒,一日3次。

五、实验结果与数据处理

(1)如实描述胶囊的性状。

(2)将装量差异测定结果填入表9-1中。

表9-1　装量差异测定结果

编号	穿心莲胶囊粒重(g)	全天麻胶囊粒重(g)
1		穿心莲胶囊平均粒重：
2		*RSD*=
		评价及原因分析：
3		
4		
5		
6		全天麻胶囊平均粒重：
7		*RSD*=
		评价及原因分析：
8		
9		
10		

（3）将崩解时限测定结果填入表9-2中。

表9-2　崩解时限测定结果

编号	穿心莲胶囊崩解时限(min)	全天麻胶囊崩解时限(min)
1		
2		
3		
4		
5		
6		

六、思考题

（1）胶囊剂的主要特点有哪些？

（2）填充硬胶囊剂时应注意哪些问题？

（3）哪些药物不适于制成胶囊剂？

 拓展阅读

一、胶囊填充板

1. 构造

胶囊填充板主要由排列盘、体板、中间板、帽板、压粉板和刮粉板等组成，如图9-1所示，用于将中药粉、西药粉、保健材料等灌装（填充）进空心胶囊内，适用于小型药厂、医院制剂室、诊所、药店、中药房、滋补保健品店、科研院校、实验室和家庭等。

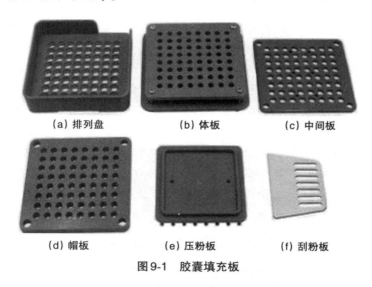

（a）排列盘　　　（b）体板　　　（c）中间板

（d）帽板　　　（e）压粉板　　　（f）刮粉板

图9-1　胶囊填充板

2. 使用方法

（1）装胶囊体：首先将体板平整放好，接着把排列盘的边框朝上放在体板上，再将大约100粒胶囊体放入排列盘边框内。拿起体板和排列盘左右摆动，胶囊体会一一掉入体板。掉满后，把上面多余的胶囊体通过排列盘边框豁口倒出，取走排列盘，把体板上装好的胶囊体放置一边待用。

（2）装胶囊帽：体板换成帽板，胶囊体换成胶囊帽，执行步骤（1）。

（3）胶囊体装粉：拿回已装好胶囊体的体板，将药粉放在体板上，用刮粉板在体板上来回地刮,待装满药粉后,刮去体板上的多余药粉。操作时,注意刮粉板的角度应基本保持一定的角度,以使每个胶囊中加有大致相同的物料;如有必要,可以用刮粉板在体板上轻轻敲击,使物料更为均匀地落入囊体中。

（4）胶囊体与胶囊帽锁扣:将中间板无缺口的一面对准放到帽板上,使刚装入帽板的帽口高出帽板面的部分进入中间板的孔当中。然后两板一起翻转180°,对准放到体板上来回轻轻推压几下,胶囊帽口与体口稍微结合,然后将整套板翻转使帽板向下,体板向上再用力压紧。待都压到底后,随手翻转胶囊板,拿掉帽板,取出中间板,将锁合好的胶囊从中间板上倒出。

3. 注意事项

填充过程中所施加压力应均匀,还应随时称重,以使每粒胶囊装量准确。

二、自动胶囊填充机

1. 构造

自动胶囊填充机集机、电、气为一体,采用微电脑可编程控制器,触摸面板操作,变频调速,配备电子自动计数装置,能分别自动完成胶囊的就位、分离、充填、锁紧等动作,减轻劳动强度,提高生产效率,符合制药卫生要求。本机动作灵敏,充填剂量准确,结构新颖,造型美观,操作方便,适用于充填各种国产或进口胶囊,是目前制药行业充填胶囊药品的经济实用型设备。自动胶囊填充机主要由机架、传动系统、回转台部件、胶囊送进机构、胶囊分离机构、颗粒充填机构、粉剂充填组件、废胶囊剔除机构、胶囊封合机构、成品胶囊排除机构等组成(图9-2)。

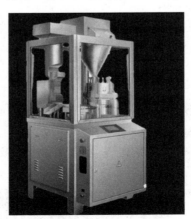

图9-2　自动胶囊填充机

2. 使用方法

（1）点击"参数设置"进入界面，输入密码，点击"进入"，进入操作界面。在"参数设置"对话框中设置"供料延时""停机延时"。"供料延时"一般设定值在10~50范围，"停机延时"一般设定值在80~100范围。

① 每次加料电机工作时间长短的设置，与填充物流动性和主机运行速度有关。填充物流动性越差，主机运行速度越快，加料时间设置越长。

② 停机延时的设置与盛粉环中的填充物量有关，填充物越多，则其设置时间越长。

③ "预置时间""预置产量"可预设用户的生产时间、生产产量。

④ "生产率"可用来设置生产速率。

⑤ "速度系数"可用来校准速度表。

（2）点击"生产画面"进入界面。

① 按下"点动"键时机器运转，松开时机器停止。

② "运行"键按一次真空泵开启，再按一次真空泵关闭。

③ 按下"运行"键后机器自动运转（真空泵必须已经开启）。

④ 按下"停止"键后机器停止运转。

⑤ 反复按"加料选择"键时，设备状态会在"自动供料"和"手动供料"之间切换。

⑥ 按下"吸尘机开关"键时，工业吸尘机启动，该键显示为"吸尘机开"，再按下该键，工业吸尘机停止，该键显示为"吸尘机关"。

（3）手动操作：先按"升速/降速"键设置"生产速度"，接着按"真空泵"键，再按"启动"键，机器开始空载运行，确认设备的空转状态及真空度是否正常。

① 在手动状态时运行，机器不受门控开关和料粉传感器的控制。

② 按下"升速/降速"键时，生产速度自动增加或减少。

③ "生产速度"可以显示当前的生产速度，最大值为1200粒/min。

④ 真空度可根据需要调节为50%~60%，真空度可以在真空表上读出，通过阀门调解，从而保证胶囊拔开又不被损坏。

（4）半自动状态操作。

① 将空心胶囊及填充物分别装入上方料斗，点击"加料选择"，按住"手动供料"键使物料均匀落在计量盘内；手工加料至相应高度即停止供料，在"加料选择"栏里面选择"返回自动"转为自动供料。

② 按"真空泵"键，再按"点动"键，机器开始运行。

③ 若装量偏轻,可根据具体情况适当加大充填杆处的压力,压力最大可调至刻度20,若装量偏重,则减少充填杆压力。

④ 若无法通过调整充填杆压力解决装量轻重问题,则需更换计量盘,装量偏轻则更换厚盘,装量偏重则更换薄盘,具体厚度应根据物料性质确定。

(5)全自动状态操作。

先按"真空泵"键,再按"运行"键,机器开始运行。

3. 注意事项

(1)在半自动状态运行时。

① 机器不受门控开关控制,加料受药粉传感器控制。

② 设备开机默认状态为"自动供料",如屏幕显示"手动供料"则在续料完毕后,在"加料选择"栏里面选择"返回自动"转为自动供料,调节药粉传感器位置。

③ 若粉盘内无粉时,应先手工加料至相应高度,再进行自动状态开机,避免出现不合格品和缺料停机。

④ 调整时应注意物料的可压性,逐步加压避免造成充填杆损伤。

⑤ 压力调节尽量以前四组充填杆调整为主,第五组充填杆一般只作为辅助调整,平整充填表面使用,压力不宜过大,避免充填杆损伤。

(2)在全自动状态运行时。

① 首先要检查机器的四边玻璃护门,四边的护门都有开关控制,但护门被打开或未关严时,自动状态下的机器不能启动。

② 加料电机通过药粉传感器根据"供料延时"设置,开始自动运转加料,当粉料全部用完时,机器会通过"停机延时"控制主电机自动停机。

③ 若发现有外观或囊重不合格的产品时,应立即停机进行检查、调整。

实验十　片剂的制备

一、实验目的

（1）掌握片剂的制备工艺。

（2）熟悉片剂的质量要求和质量检查方法。

（3）了解压片机、硬度计等仪器的使用。

二、实验原理

片剂是指原料药物与适宜的辅料制成的圆形或异形的片状固体制剂。片剂以口服普通片为主,另有含片、舌下片、口腔贴片、咀嚼片、分散片、可溶片、泡腾片、阴道片、缓控释片、肠溶片以及口崩片等,中药片剂又分为浸膏片、半浸膏片和全粉片。片剂具有剂量准确、质量稳定、服用方便、成本低等优点,但对于儿童和昏迷患者不易吞服,且片剂经过压缩成型,其生物利用度一般较低。

片剂的质量要求主要包括:① 外观完整光洁,色泽均匀。② 有适宜的硬度,以免在包装、贮运过程中发生磨损或破碎。③ 含量准确,重量差异符合检查要求。④ 崩解度或溶出度符合要求。⑤ 小剂量药物或作用剧烈的药物应符合含量均匀度的检查要求。⑥ 符合微生物检查。

片剂中常用的辅料主要包括填充剂、润湿剂、黏合剂、崩解剂及润滑剂等。① 填充剂。主要作用是用来填充片剂的重量或体积,从而便于压片,常用的填充剂有淀粉类、糖类、纤维素类和无机盐类等。② 润湿剂和黏合剂。具有使固体粉末黏结成粒的作用。a. 本身无黏性,但能润湿并诱导药粉黏性的液体称为润湿剂,如纯化水、乙醇等,适用于具有一定黏性的药料制粒。b. 本身具有黏性,能增加粉体间的黏合作用,以利于制粒和压片的辅料称为黏合剂,适用于没有黏性或黏性不足的物料制粒压片,如淀粉浆、羟丙甲纤维素、聚维酮、羟丙基纤维素、甲基纤维素和乙基纤维素等。③ 崩解剂。是使片剂在胃肠液中迅速裂碎成细小颗粒的物质,其作用机理主要包括毛细管作用、膨胀作用、产气作用以及润湿热等。崩解剂的加入方法主要有三种:内加法(与处方粉料混合在一起制成颗粒)、外加法(与已干燥的颗粒混合后压片)、内外加法(一部分与处方粉料混合在一起制成颗粒,另一部分加在已干燥的颗粒中,混匀压片)。常用崩解剂有干燥淀粉、羧甲基淀粉纳、低取代羟丙基纤维素、泡腾崩解剂等。④ 润滑剂。是一个广义的概念,是助流剂、抗粘剂和润滑剂(狭义)的总称。a. 助流剂。是降低颗粒之间摩擦力从而改善粉末流动性的物质。b. 抗粘剂。是防止物料粘着于冲头表面的物质。c. 润滑剂(狭义)。是降低药片与冲模孔壁之间摩擦力的物质,这是真正意义上的润滑剂。常用润滑剂有硬脂酸镁、滑石粉、氢化植物油、硬脂酸、聚乙二醇、十二烷基硫酸镁、微粉硅胶等。除上述辅料外,片剂中还可加入矫味剂、着色剂等辅料以改善口味和外观。

片剂的制备方法主要包括湿法制粒压片法、干法制粒压片法、粉末直接压片法和半干式颗粒(空白颗粒)压片法等,其中应用最广泛的是湿法制粒压片法,主要适用于对湿热稳定的药物,其制备流程如下:

(1)中药原料的前处理:中药原料品种多、性质各异、成分复杂,故一般均需处理后才可用于片剂的制备。中药原料经过炮制、粉碎、提取等操作,可分别得到四种不同类型的入药形式:全部粉末、部分粉末加浸膏、全浸膏和提纯物。

(2)制软材:将药物和适宜的辅料混合均匀后,加入适量的黏合剂或润湿剂,采用适当的方法混匀后即得软材。黏合剂或润湿剂的用量是操作的关键。在实验中一般凭经验掌握,即以"握之成团,轻压即散"为度。根据中药原料的入药形式不同,软材制备可分为:① 药材全粉入药。将全部药材细粉混匀,加适量的黏合剂或润湿剂制成适宜的软材。此法适用于剂量小的贵重细料药、毒性药及几乎不具有纤维的药材。② 部分药材细粉与稠浸膏混合入药。将处方中部分药材制成稠浸膏,另一部分药材粉碎成细粉,两者混合后若黏度适中可直接制成软材。一般处方量10%~30%的药材打粉,其余药材制成稠浸膏。此法适用于多数片剂的制备。③ 全浸膏入药。可以将干浸膏直接粉碎成颗粒,或者将干浸膏先粉碎成细粉,加润湿剂,制软材。后者制备的颗粒质量较好,压出的药片外观光滑,色泽均匀一致,硬度也易控制,但工艺复杂,费工时。④ 提纯物入药。将提纯物细粉与适宜稀释剂、崩解剂等混匀后,加入黏合剂或润湿剂制软材。

（3）制湿颗粒:通常采用传统的过筛挤压制粒法制备湿颗粒。近年来,流化床制粒、喷雾干燥制粒、高速搅拌制粒等现代化的制粒技术逐渐被广泛应用。

（4）干燥:制好的湿颗粒应尽快干燥,干燥温度由物料的性质而定,一般为50～60 ℃,对湿热稳定者可适当提高。

（5）整粒:湿颗粒干燥后往往粘连结块,因此干燥后需过筛整粒以便将粘连的颗粒散开,整粒用筛的孔径与制粒时所用筛孔相同或略小。整粒后加入的润滑剂和需外加法加入的崩解剂混匀。

（6）压片:计算片重后,使用单冲压片机或者多冲旋转式压片机进行压片。

制备的片剂需按照《中华人民共和国药典》"制剂通则"中"片剂"项下的方法进行质量检查,主要包括外观、重量差异和崩解时限等。

三、实验仪器与试药

（1）仪器:压片机,崩解仪,硬度计,天平,量筒,烧杯,尼龙筛,热风循环烘箱等。

（2）试药:三七粉,首乌饮片,穿心莲饮片,维生素C,淀粉,中蜜,滑石粉,乳糖,糊精,酒石酸,硬脂酸镁等。

四、实验内容

三七片

【处方】

三七	150 g	糊精	22.5 g
乳糖粉	22.5 g	硬脂酸镁	2 g
50%糖浆	适量		

【制法】

取三七,粉碎成细粉(100目),加糊精、乳糖粉混合均匀,加入50%糖浆制备软材,用16目筛网制粒,80 ℃干燥,整粒,加入硬脂酸镁混合均匀,压片(详见本实验后的拓展阅读)。

【检查】

(1) 外观:检查片剂是否完整光洁,色泽是否均匀一致。

(2) 硬度:取供试品6片,使用硬度测定仪测定其硬度数值(详见本实验后的拓展阅读)。

(3) 重量差异:取供试品20片,精密称定总重量,求得平均片重后,再分别精密称定每片的重量,每片重量与平均片重比较,超出重量差异限度(0.3 g以下:±7.5%;0.3 g及0.3 g以上:±5%)的不得多于2片,且不得有1片超出限度1倍。

(4) 崩解时限:除另有规定外,取供试品6片,分别置于升降式崩解仪吊篮的玻璃管中,启动崩解仪进行检查,各片均应在30 min内全部崩解,如有1片不能完全崩解,应另取6片复试,均应符合规定。如果供试品黏附挡板,应另取6片,不加挡板,按上述方法检查,应符合规定(详见本实验后的拓展阅读)。

(5) 脆碎度:片重为0.65 g或以下者取若干片,使其总重约为6.5 g;片重大于0.65 g者取10片。用吹风机吹去片剂脱落的粉末,精密称重,置圆筒中,转动100次。取出,同法除去粉末,精密称重,减失重量不得超过1%,且不得检出断裂、龟裂及粉碎的片。本实验一般仅做1次。如减失重量超过1%时,应复测2次,3次的平均减失重量不超过1%,并不得检出断裂、龟裂及粉碎的片(详见本实验后的拓展阅读)。

【注解】

(1) 功能与主治:散瘀止血,消肿止痛。用于咯血,吐血,衄血,便血,崩漏,外伤出血,胸腹刺痛,跌扑肿痛。

(2) 用法与用量:口服。小片(每片含三七0.25 g):一次4~12片;大片(每片含三七0.5 g):一次2~6片,一日3次。

首乌片

【处方】

首乌	500 g	中蜜	适量
滑石粉	1.5 g		

【制法】

(1) 取首乌350 g,加水煎煮2次,第一次取3倍药量的水煮沸1 h;第二次取6倍药量的水煮沸50 min,合并煎煮液静置澄清,取上清液浓缩至100 mL(比重为1:2),得首乌稠膏。

（2）取首乌细粉（过120目筛）与首乌稠膏100 mL，搅拌，混合干燥，粉碎过100目筛，用适量中蜜作黏合剂制软材。挤压过16目筛制粒，干燥，整粒，加3%滑石粉拌匀，压片（详见本实验后的拓展阅读）。

【检查】

（1）外观：检查片剂是否完整光洁，色泽是否均匀一致。

（2）硬度：取供试品6片，使用硬度测定仪测定其硬度数值，并取平均值（详见本实验后的拓展阅读）。

（3）重量差异：取供试品20片，精密称定总重量，求得平均片重后，再分别精密称定每片的重量，每片重量与平均片重比较（凡无含量测定的片剂或有标示片重的中药片剂，每片重量应与标示片重比较），超出重量差异限度的不得多于2片，且不得有1片超出限度1倍。

（4）崩解时限：除另有规定外，取供试品6片，分别置于升降式崩解仪吊篮的玻璃管中，启动崩解仪进行检查，各片均应在1 h内全部崩解，如有1片不能完全崩解，应另取6片复试，均应符合规定。如果供试品黏附挡板，应另取6片，不加挡板，按上述方法检查，应符合规定；如有1片不能完全崩解，应另取6片复试，均应符合规定（详见本实验后的拓展阅读）。

（5）脆碎度：片重为0.65 g或以下者取若干片，使其总重约为6.5 g；片重大于0.65 g者取10片。用吹风机吹去片剂脱落的粉末，精密称重，置圆筒中，转动100次。取出，同法除去粉末，精密称重，减失重量不得超过1%，且不得检出断裂、龟裂及粉碎的片。本实验一般仅做1次。如减失重量超过1%时，应复测2次，3次的平均减失重量不得超过1%，并不得检出断裂、龟裂及粉碎的片（详见本实验后的拓展阅读）。

【注解】

（1）功能与主治：解毒，消痈，截疟，润肠通便。用于疮痈，瘰疬，风疹瘙痒，久疟体虚，肠燥便秘。

（2）本制剂为半浸膏片，是指药材提取物与部分药材细粉混匀制成的片剂。

当归片

【处方】

当归粗粉	100 g	70%乙醇	适量
淀粉	15 g	硬脂酸镁	0.7 g
滑石粉	6 g		

【制法】

（1）取当归粗粉100 g,用70%乙醇做溶剂,浸渍48 h,缓缓渗漉,收集初漉液85 mL,另器保存,继续渗漉,至渗漉液近无色或微黄色为止,收集续滤液,在60 ℃以下浓缩至稠膏状,加入初漉液85 mL,混合。用70%乙醇稀释至100 mL,静置数日,滤过,即得。

（2）取浸膏13 g加热(不用直火)至60~70 ℃范围,搅拌使熔化,将4 g滑石粉及15 g淀粉依次加入,混合均匀,加70%乙醇调节至"轻握成团,轻压即散",过20目筛使成颗粒状并分铺于烘盘上,60 ℃以下干燥至含水量3%以下。然后将烘干的粒(条)状物与硬脂酸镁0.7 g、滑石粉2 g混匀,压片(详见本实验后的拓展阅读),即得。

【检查】

（1）外观:检查片剂是否完整光洁,色泽是否均匀一致。

（2）硬度:取供试品6片,使用硬度测定仪测定其硬度数值,并取平均值(详见本实验后的拓展阅读)。

（3）重量差异:取供试品20片,精密称定总重量,求得平均片重后,再分别精密称定每片的重量,每片重量与平均片重比较(凡无含量测定的片剂或有标示片重的中药片剂,每片重量应与标示片重比较),超出重量差异限度的不得多于2片,且不得有1片超出限度1倍。

（4）崩解时限:除另有规定外,取供试品6片,分别置于升降式崩解仪吊篮的玻璃管中,启动崩解仪进行检查,各片均应在1 h内全部崩解,如有1片不能完全崩解,应另取6片复试,均应符合规定。如果供试品黏附挡板,应另取6片,不加挡板,按上述方法检查,应符合规定;如有1片不能完全崩解,应另取6片复试,均应符合规定(详见本实验后的拓展阅读)。

（5）脆碎度:片重为0.65 g或以下者取若干片,使其总重约为6.5 g;片重大于0.65 g者取10片。用吹风机吹去片剂脱落的粉末,精密称重,置于圆筒中,转动100次。取出,同法除去粉末,精密称重,减失重量不得超过1%,且不得检出断裂、龟裂及粉碎的片。本实验一般仅做1次。如减失重量超过1%时,应复测2次,3次的平均减失重量不得超过1%,并不得检出断裂、龟裂及粉碎的片(详见本实验后的拓展阅读)。

【注解】

（1）功能与主治:补血活血,调经止痛。用于血虚引起的面色萎黄,眩晕心悸,月经不调,痛经。

（2）用法与用量:口服。一次3~4片,一日3次。

（3）本制剂为全浸膏片,是指将全部药材提取制得的浸膏制成片剂。

穿心莲内酯片

【处方】

穿心莲内酯	50 g	微晶纤维素	12.5 g
淀粉	30 g	微粉硅胶	20 g
滑石粉	15 g	硬脂酸镁	1 g

【制法】

将穿心莲内酯与辅料过五号筛,混匀,压片(详见本实验后的拓展阅读),共制得1000片,每片含穿心莲内酯50 mg。

【检查】

（1）外观:检查片剂是否完整光洁,色泽是否均匀一致。

（2）硬度:取供试品6片,使用硬度测定仪测定其硬度数值,并取平均值(详见本实验后的拓展阅读)。

（3）重量差异:取供试品20片,精密称定总重量,求得平均片重后,再分别精密称定每片的重量,每片重量与平均片重比较(凡无含量测定的片剂或有标示片重的中药片剂,每片重量应与标示片重比较),超出重量差异限度的不得多于2片,并不得有1片超出限度1倍。

（4）崩解时限:除另有规定外,取供试品6片,分别置于升降式崩解仪吊篮的玻璃管中,启动崩解仪进行检查,各片均应在15 min内全部崩解,如有1片不能完全崩解,应另取6片复试,均应符合规定。如果供试品黏附挡板,应另取6片,不加挡板,按上述方法检查,应符合规定;如有1片不能完全崩解,应另取6片复试,均应符合规定(详见本实验后的拓展阅读)。

（5）脆碎度:片重为0.65 g或以下者取若干片,使其总重约为6.5 g;片重大于0.65 g者取10片。用吹风机吹去片剂脱落的粉末,精密称重,置于圆筒中,转动100次。取出,同法除去粉末,精密称重,减失重量不得超过1%,且不得检出断裂、龟裂及粉碎的片。本实验一般仅做1次,如减失重量超过1%时,应复测2次,3次的平均减失重量不得超过1%,并不得检出断裂、龟裂及粉碎的片(详见本实验后的拓展阅读)。

【注解】

（1）功能与主治:清热解毒,抗菌消炎。用于上呼吸道感染,细菌性痢疾。

（2）穿心莲内酯片为中药精制片,穿心莲内酯是穿心莲中提取得到的二萜内酯类化合物,是中药穿心莲的主要成分之一,具有清热解毒、凉血消肿等功效。现代药理学研究证明,穿心莲内酯具有消炎抗菌、抗病毒感染、抗肿瘤等作用。

(3) 用法与用量:口服,一次2~3片,一日3~4次。

维生素C片

【处方】

维生素C	10 g	乳糖	4 g
糊精	6 g	酒石酸	0.4 g
50%乙醇	适量	硬脂酸镁	0.3 g

共制成100片(每片含维生素C 0.1 g)

【制法】

(1) 取维生素C、乳糖、糊精混合均匀,取酒石酸溶于50%乙醇后,再取适量加入上述混合物中,混匀,制软材。

(2) 通过18~20目筛,制成湿颗粒,60 ℃干燥后,过筛整粒。

(3) 加硬脂酸镁混合压片(详见本实验后的拓展阅读),即得。

【检查】

(1) 外观:检查片剂是否完整光洁,色泽是否均匀一致。

(2) 硬度:取供试品6片,使用硬度测定仪测定其硬度数值,并取平均值(详见本实验后的拓展阅读)。

(3) 重量差异:取供试品20片,精密称定总重量,求得平均片重后,再分别精密称定每片的重量,每片重量与平均片重比较(凡无含量测定的片剂或有标示片重的中药片剂,每片重量应与标示片重比较),超出重量差异限度的不得多于2片,并不得有1片超出限度1倍。

(4) 崩解时限:除另有规定外,取供试品6片,分别置于升降式崩解仪吊篮的玻璃管中,启动崩解仪进行检查,各片均应在15 min内全部崩解,如有1片不能完全崩解,应另取6片复试,均应符合规定。如果供试品黏附挡板,应另取6片,不加挡板,按上述方法检查,应符合规定;如有1片不能完全崩解,应另取6片复试,均应符合规定(详见本实验后的拓展阅读)。

(5) 脆碎度:片重为0.65 g或以下者取若干片,使其总重约为6.5 g;片重大于0.65 g者取10片。用吹风机吹去片剂脱落的粉末,精密称重,置于圆筒中,转动100次。取出,同法除去粉末,精密称重,减失重量不得超过1%,且不得检出断裂、龟裂及粉碎的片。本实验一般仅做1次。如减失重量超过1%时,应复测2次,3次的平均减失重量不得超过1%,并不得检出断裂、龟裂及粉碎的片(详见本实验后的拓展阅读)。

【注解】

(1) 维生素 C 易氧化分解变质,制粒时间应尽量缩短,干燥温度不宜太高,且应避免金属器皿接触,加入酒石酸作为稳定剂,也可用枸橼酸代替。

(2) 由于酒石酸的量小,为混合均匀,宜先溶于适量润湿剂即 50% 乙醇中。

五、实验结果与数据处理

将片剂质量检查中的各项结果分别填入表 10-1～表 10-3 中。

表 10-1　重量差异的测定结果

编号	重量(g)	编号	重量(g)	
1		11		
2		12		
3		13		
4		14		
5		15		平均片重:
6		16		$RSD=$
7		17		评价及原因分析:
8		18		
9		19		
10		20		

表 10-2　崩解时限及硬度的测定结果

编号	1	2	3	4	5	6
硬度(kg)						
崩解时限(min)						

表 10-3　脆碎度的测定结果

编号	片重 1(g)	片重 2(g)	减失重量	是否断裂、龟裂或粉碎片	评价
1					
2					
3					

六、思考题

（1）中药片剂在辅料选择与制备上各有哪些特点？

（2）测定重量差异、崩解时限、硬度各有何意义？哪些因素可影响片剂的重量差异、崩解时限和硬度？

（3）片剂制粒的常用方法有哪些？

 拓展阅读

一、压片机

压片机是将干性颗粒状或粉状物料通过模具压制成片剂的机械。常用的压片机按其结构可分为单冲压片机和旋转式压片机。

单冲压片机

1. 构造

单冲压片机如图 10-1 所示，主要由以下几部分组成。

（1）冲模：包括上冲、下冲及模圈，上、下冲冲头一般为扁平形或圆形，压制糖衣片的冲头凹面较深。

（2）加料器：其作用是将颗粒装入模孔，压好的药片由下冲顶出后将其拨入到收集器中。

（3）下料斗：贮存颗粒，并不断补充到加料器中，便于连续压片。

（4）出片调节轮：调节下冲上升的高度。

（5）充填调节轮：调节模孔的深度，决定片剂的重量。

（6）压力调节螺杆：使上、下冲上下移动，调节压力的大小，使压出的片剂硬度适宜。

（7）升降仪：上升时可带动下冲上升而将药片自模孔中顶出。

（8）冲模台板：可放入模圈并将其固定。

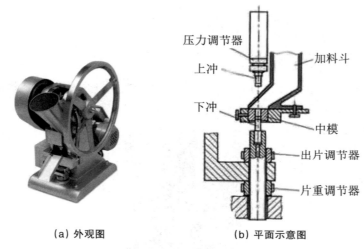

（a）外观图　　　　　（b）平面示意图

图10-1　单冲压片机

2. 使用方法

（1）工作前检查机台、冲模、下料斗、加料器等是否清洁，冲模选择光亮洁净者，不得有污物黏附。

（2）机件安装妥善后，先用手转动机器试压，检查运转情况。正常后方可开动电机进行压片。在压片过程中每隔10~15 min检查片重1次，并检查片剂的外观。每次称重时取的药片数目一般是：片重0.3 g及0.3 g以上者取20~30片；0.3 g以下者取30~50片。药片称重时应除去片面附着的细粉与高边。

（3）使用后应将剩余颗粒取出，刷清其他各部分的残留颗粒及细粉，将冲模拆下，并将机器全部清理干净，机件的光面涂上防锈油脂，冲模涂上防锈油后保存，保持清洁，勿使机器生锈。操作者在操作时要小心，以免碰伤。

3. 注意事项

（1）注意冲模是否有缺边、裂缝、变形和磨损等情况，不合格的切勿使用，以免影响机器和片剂的质量。

（2）接上电源时注意旋转方向是否与指针相同，切勿倒转，以免损坏机件。

（3）当机器负荷过大时应立即停车。如果是压力太大造成的，应将调节螺杆拧松，切勿用强力转动手轮，以免损坏机器。

旋转式压片机

1. 构造

旋转式压片机由动力部分、转动部分和工作部分三个部分构成，如图10-2所示。

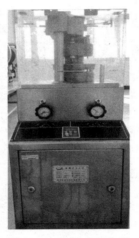

图10-2 旋转式压片机

2. 使用方法

旋转式压片机与单冲压片机相同，也分为填料、压片和出片三个步骤，并反复进行。

冲模安装前准备工作：拆进料斗、加料器。打开右门，转动手轮清洁转台工作面、模孔和所需安装的冲模。旋转压力调节手轮，将压力调到极小。拆下下冲装卸轨。

中模的安装：将转台上的中模紧固螺钉旋出转台外圆1 mm左右，注意不要与吸粉嘴等部件相碰，以勿使中模装入时与螺钉的头部相碰为宜。中模装置较紧，放置时要平稳，将打棒穿入上冲孔，再轻轻打入。中模进入模孔后，其平面不高出转台平面为合格，然后将螺钉固紧。

上冲的安装：首先将钳舌拆下，然后将上冲杆插入孔内，用大拇指和食指旋转冲杆，检验头部进入中模上下滑动的灵活性，无卡阻现象为合格。再转动手轮至冲杆颈部接触平行轨。待上冲杆全部装毕，将钳舌装上。

下冲的安装：按上冲的方法安装，装毕将下冲装卸轨装上。

试运行：全套模具装毕，转动手轮，使转台旋转2周，观察上、下冲杆进入中模孔及在轨道上的运行情况。无卡阻和碰撞现象为合格。要注意至高点（即出片处）应高出转台工作面0.1~0.3 mm。关闭所有门，开动电动机，空转2 min，待运转平稳后方可使用。

加料器的安装与调整：将加料器装在加料器支承架上，然后将滚花螺钉拧上，再调整调节螺钉，使加料器底面与转台工作台面的间隙为0.05~0.1 mm，拧紧滚花螺钉，使加料器底面与转台工作面平齐，将螺钉拧紧。

充填量的调节：充填调节由安装在机器前面右边的调节手轮控制，手轮边上有指示标志。当手轮朝顺时针方向旋转时，充填量减少，反之则增加。调节时应注意加料器中有足够的颗粒，同时调整压力使片子有足够的硬度，以便称量。

片剂厚度（压力）调节：片剂厚度（压力）调节是由安装在机器前面左边的调节手轮控制，手轮边上有指示标志。当手轮朝逆时针方向旋转时，片剂厚度降低（压力增大），反之则片剂厚度增加（压力减少）。当充填量调定后，检查片剂的厚度以及硬度，再作适当的微调，直至合格。

输粉量的调整：当充填量调妥后，调整颗粒的流量。首先松开斗架侧面的螺钉，再在旋转斗架上调整螺钉，调节料斗口与转台工作面的距离，其距离一般以观察加料口内颗粒的积储量勿外流为合格。调整后将螺钉旋紧。

速度的选择：调节速度的方法比较简单，只要旋转调节旋钮，顺时针为转速增加，反之则速度减低。速度的选择十分关键，其对机器使用寿命、片重、片剂的质量有直接影响。由于颗粒的性质、黏度、含水量、颗粒的粒径分布以及片剂大小、压力不同，故不能作统一的规定，只能根据实际情况和技术人员的经验来确定。但一般情况下，若压制矿物、植物纤维含量大、大片径、黏性差的物料，宜采用低速压片。限定速度一般不超过25 r/min。反之，如果压制黏性、流动性好，小片径，易成型的颗粒，可以选择较高速度。合适的压片速度可通过试压、调整得到。建议持续压片时的转速不超过额定转速的80%。

3. 注意事项

（1）机器设备上的防护罩、安全盖等的装置不要拆除，使用时应装妥。

（2）冲模需经严格探伤实验和外形检查，要无裂缝、变形、缺边，硬度适宜且尺码准确。如不合格的切勿使用，以免机器遭受严重损坏。

（3）不干燥的原料不要使用，因其会使粉子黏在冲头面上。

（4）运转中如有跳片或停滞不下，切不可用手去取，以免造成伤手事故。

（5）在压片过程中，常发现片重差异增加，其原因及处理方法简介如下：① 冲头长短不齐。易造成片重差异增加，故使用前将每个冲头检查后再用，如出现个别片量轻，可因下冲运动失灵，致使颗粒的充填较其他为少，应检查出个别下冲，消除障碍。② 加料斗堵塞。在压片时，如所用颗粒细小，且有黏性或具有湿性及颗粒中偶有棉纱头、药片等异物混入，流动不畅，使加入模孔的颗粒减少，影响片重，若遇片重突然减轻时，即应停车检查。③ 颗粒引起片重变化。颗粒过湿，细粉过多，颗粒粗细相差过大以及颗粒中润滑剂不足，均能引起片重差异的变化，应提高颗粒质量。

二、硬度计

片剂应有适宜的硬度，以便完整成型，符合片剂外观的要求且不易脆碎。片剂的硬度涉及片剂的外观质量和内在质量。硬度过大，会在一定程度上影响片剂的崩解度和释放度，因此在片剂的生产过程中要加以控制。片剂硬度的测定主要使用硬度测定仪，如图10-3所示。

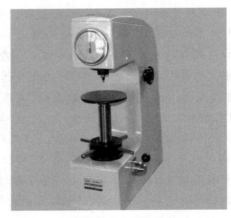

图10-3　硬度计

具体的测定方法：将药片立于两个压板之间，沿直径方向徐徐加压，刚刚破碎时的压力即为该片剂的硬度。

三、崩解时限测试仪

崩解时限测试仪用于对固体制剂的片剂、糖衣片、薄膜衣片、肠溶衣片、浸膏片和胶囊等药物进行崩解时限实验的仪器。用于检查固体制剂在规定条件下的崩解情况。

1. 构造

崩解时限测试仪主要包括主机(包含单片机、温度传感器、电机、加热器、水浴槽、烧杯、显示窗、吊篮杆等)、能升降的金属支架和下端镶有金属筛网的吊篮(附有可移出的塑料挡板)等主要部件,如图10-4所示。

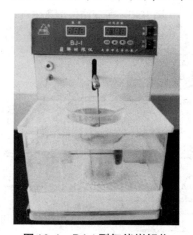

图10-4 BJ-1型智能崩解仪

金属支架上下移动距离为55 mm±2 mm,往返频率为每分钟30~32次。吊篮主要由6根玻璃管(长77.5 mm±2.5 mm,内径21.5 mm,壁厚2 mm)、2块透明塑料板(直径90 mm,厚6 mm,板面有6个孔,孔径26 mm)、1块不锈钢板(直径90 mm,厚1 mm,板面有6个孔,孔径22 mm)、1张不锈钢丝筛网(直径90 mm,筛孔内径2.0 mm)以及1根不锈钢轴(长80 mm)组成(图10-5)。挡板为一平整光滑的透明塑料块,相对密度为1.18~1.20,直径20.7 mm±0.15 mm,厚9.5 mm±0.15 mm。挡板共有5个孔,孔径2 mm,中央1个孔,其余4个孔距中心6 mm,各孔间距相等,挡板侧边有4个等距离的"V"形槽,"V"形槽上端宽9.5 mm,深2.55 mm,底部开口处的宽与深度均为1.6 mm(图10-6)。

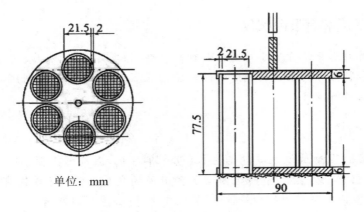

单位：mm

图 10-5　吊篮结构示意图

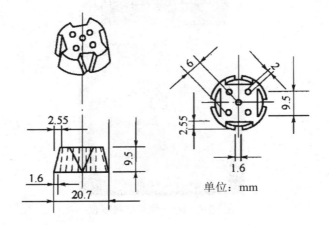

单位：mm

图 10-6　塑料挡板结构示意图

2. 使用方法

（1）仪器应平稳放置于固定的工作台上，让仪器减少震动。

（2）将低于37 ℃的水加入水箱，烧杯内按《中华人民共和国药典》要求注入所检药品规定的测试溶液。

（3）将水箱内软管插入气泵接头。

（4）接通电源，置开关于"ON"位置，所有显示屏亮。

（5）打开加热开关，开始加热。绿灯亮表示正在加温，红灯亮表示恒温。

（6）等水温达到要求时，点动开关使升降杆升至最高位置，然后拧松吊篮紧定螺钉，把吊篮取下，将吊篮底部撒网与杯底调至25 mm，并调整烧杯试液至规定,即可测试。

（7）设定停机时间。

（8）如需复试则应按规定加上挡板。

（9）取出吊篮方法同（6）。

（10）取出烧杯方法:拧松吊篮紧定螺钉,用随机配备的螺丝刀拧松并取下升降杆即可。

（11）按"启动"键开机后,升降杆运行,开始倒计时,时间显示屏绿色指示灯亮,再按"启动"键,时间显示屏红色指示灯亮,倒计时停止,升降杆停止运行。

（12）注意事项:严禁在水箱无水时开启加热开关,以免烧坏水箱和加热器,造成事故。清洗水箱时,应将吊篮升至最高点,然后拧松吊篮螺钉,平稳向外移出水箱进行清洗。要注意后盖不要沾水。

3. 崩解时限检查法

除另有规定外,取供试品6片,分别置于上述吊篮的玻璃管中,启动崩解仪进行检查,各片均应在15 min内全部崩解。如有1片不能完全崩解,应另取6片复试,均应符合规定。

中药浸膏片、半浸膏片和全粉片,按上述装置,每管加挡板1块,启动崩解仪进行检查,全粉片各片均应在30 min内全部崩解;浸膏(半浸膏)片各片均应在1 h内全部崩解。如果供试品黏附挡板,应另取6片,不加挡板按上述方法检查,应符合规定。如有1片不能完全崩解,应另取6片复试,均应符合规定。

四、碎脆度检查法

片剂脆碎度检查法是指片剂在规定的脆碎度检查仪圆筒中滚动100次后减失重量的百分数,用于检查非包衣片剂的脆碎情况及其物理强度,如压碎强度等。片剂的生产、运输等过程中不可避免地会受到震动或摩擦作用,这些因素可能会造成片剂的破损,影响应用。片剂脆碎度是反映片剂抗震耐磨能力的指标,一般使用片剂脆碎度测定仪测定,如图10-7所示。

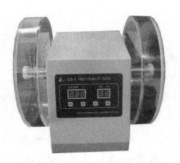

图10-7 脆碎度测定仪

1. 构造

脆碎度测定仪主要由电动机、转轴、及圆筒(轮鼓)组成。圆筒内径约为286 mm,深度为39 mm,内壁抛光,一边可打开的透明耐磨塑料圆筒。筒内有一自中心轴套向外壁延伸的弧形隔片(内径为80 mm±1 mm,内弧表面与轴套外壁相切),使圆筒转动时,片剂产生滚动(图10-8)。圆筒固定于同轴的水平转轴上,转轴与电动机相连,转速为25 r/min±1 r/min。每转动一圈,片剂滚动或滑动至筒壁或其他片剂上。

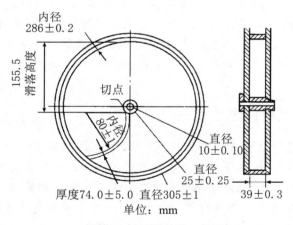

图10-8 圆筒结构示意图

2. 使用方法

(1) 仪器的调试。

实验前应调节仪器的转数,设定实验时间。

(2) 供试品的取用量。

片重为 0.65 g 或以下者取若干片,使其总重约为 6.5 g;片重大于 0.65 g 者取 10 片。

（3）检查法。

取空称量瓶,精密称定重量;再按第(2)项下的取用量取供试品用吹风机吹去表面的粉末,置于称量瓶中,精密称定。两次称量之差即为供试品的重量。将上述称定重量后的供试品置于圆筒中,开动电动机进行实验,转动 100 次。实验结束后,将供试品取出检查,同法除去粉末,精密称重,减失重量不得超过 1%,且不得检出断裂、龟裂及粉碎的片。本实验一般仅做 1 次,如减失重量超过 1% 时,应复测 2 次,3 次的平均减失重量不得超过 1%,并不得检出断裂、龟裂及粉碎的片。如供试品的形状或大小使片剂在圆筒中形成不规则滚动时,可调节圆筒的底座,使与桌面成约 10° 的角,实验时片剂不再聚集,能顺利下落。对于形状或大小在圆筒中形成严重不规则滚动或特殊工艺生产的片剂,不适于本法检查,可不进行脆碎度检查。

3. 注意事项

（1）对易吸湿的片剂,操作时实验室的相对湿度应控制在 40% 以下。

（2）每次测试后,应用软布将圆筒内残存的颗粒及粉末擦净,以保证圆筒内壁光滑。

实验十一　软膏剂与乳膏剂的制备

一、实验目的

（1）掌握软膏剂与乳膏剂的制备方法及操作要点。

（2）熟悉软膏剂与乳膏剂中药物的加入方法。

（3）了解软膏剂与乳膏剂的质量评定方法。

二、实验原理

软膏剂是指原料药物与油脂性或水溶性基质混合制成的均匀的半固体外用制剂。按照药物在基质中的分散状态不同，软膏剂有溶液型和混悬型之分。溶液型软膏剂为药物溶解（或共熔）于基质或基质组分之中制成的软膏剂；混悬型软膏剂为药粉均匀分散于基质中制成的软膏剂。乳膏剂是指原料药物溶解或分散于乳剂型基质中形成的均匀的半固体外用制剂。软膏剂与乳膏剂具有热敏性与触变性，使得软膏剂与乳膏剂可以长时间紧贴、黏附或铺展在用药部位，既可以保护、润滑皮肤，发挥局部治疗作用，也可以发挥全身作用。

软膏剂、乳膏剂的质量要求主要包括：具有适当的黏稠度；易涂布于皮肤或黏膜上；对黏膜和皮肤无刺激性、过敏性及其他不良反应；不融化，黏稠度随季节变化应很小；无酸败、异臭、变色、变硬等变质现象；用于大面积烧伤时，应无菌；乳膏剂不得有油水分离及胀气现象。

软膏剂和乳膏剂主要由药物和基质组成，也可根据需要加入保湿剂、防腐剂、抗氧剂以及透皮促进剂，以改善制剂的性质。基质不仅是赋型剂，同时也是药物载体，对制剂质量及其药物的释放与吸收都有重要作用，基质的要求主要包括：润滑无刺激性，稠度适宜，易于涂布；性质稳定，不与主药发生配伍变化;吸水性良好,能吸收伤口分泌物;不妨碍皮肤的生理功能,具有良好的释药性能;易洗除,不污染衣物。① 软膏剂基质。可分为油脂性基质和水溶性基质。a. 油脂性基质,有凡士林、石蜡、液状石蜡、硅油、蜂蜡、硬脂酸、羊毛脂等。b. 水溶性基质,有聚乙二醇、纤维素衍生物、聚丙烯酸等。② 乳膏剂基质。可分为水包油型和油包水型。a. 水包油型乳化剂,有钠皂、三乙醇胺皂类、脂肪醇硫酸(酯)钠类和聚山梨酯类。b. 油包水型乳化剂,有钙皂、羊毛脂、单甘油酯、脂肪醇等。

　　软膏剂的制备方法主要有研磨法和熔融法。① 研磨法。即先取药物与部分基质或适宜液体研磨成细腻糊状,再递加其余基质研匀(取少许涂布于手背上无颗粒感)。② 熔融法。即溶于基质中的药物可直接加到融化的基质中,不溶性药物细粉可筛入熔化或软化的基质中,搅匀至冷凝即得。当软膏基质稠度适中,在常温下通过研磨即能与药物均匀混合,可用研磨法。当软膏基质在常温下不能均匀混合,或主药可溶于基质,或药材必须用基质加热浸取其有效成分,多采用熔融法。乳膏剂宜采用乳化法制备,即将油溶性物质加热至 $70\sim80$ ℃范围使其熔化(必要时可用筛网过滤),另将水溶性成分溶于水,加热至与油相成分相同或略高温度时,将水溶液慢慢加入油相中,边加边搅至冷凝,即得。

　　软膏剂与乳膏剂的质量评价主要包括药物含量测定、物理性状检测、刺激性、稳定性检测、装量检查、微生物限度检查以及药物释放、吸收等。用于烧伤或严重创伤的软膏剂与乳膏剂应进行无菌检查;混悬型软膏剂应进行粒度检查。

三、实验仪器与试药

　　(1) 仪器:水浴锅,烧杯,温度计,量筒,天平,乳钵,电炉等。
　　(2) 试药:黄芩苷,丹皮酚,凡士林,羊毛脂,甲基纤维素,甘油,苯甲酸钠,冰片,硬脂酸,单硬脂酸甘油酯,蓖麻油,三乙醇胺,液状石蜡等。

四、实验内容

黄芩苷软膏(油脂性基质)

【处方】

黄芩苷　　0.27 g　　　　凡士林　　5.0 g

羊毛脂　　0.5 g

【制法】

(1) 称取凡士林,加入羊毛脂,水浴50~60 ℃加热熔融。

(2) 加入黄芩苷细粉,搅匀,放冷,即得。

【注解】

(1) 本品为均匀、细腻、具有适当黏稠性的淡黄色软膏。

(2) 凡士林可单独用作软膏基质,对皮肤具有较强的软化、保护作用,但油腻性大、吸水性差,不适于急性且有多量渗出液的创面,可通过加入适量羊毛脂改善其吸水性能。

(3) 药物加入熔化基质后,应不停搅拌,否则药物分散不匀。

黄芩苷软膏(水溶性基质)

【处方】

黄芩苷　　0.7 g　　　　甲基纤维素　　1.5 g

甘油　　2.5 g　　　　苯甲酸钠　　0.1 g

纯化水　　10 mL

【制法】

(1) 黄芩苷细粉加入10 mL纯化水,水浴加热使其溶解,放冷。

(2) 另将甲基纤维素、甘油在乳钵内研匀。

(3) 将(1)加入(2)中,边研边加,至研匀,即得。

【注解】

(1) 本品为均匀、细腻、具有适当黏稠性的淡黄色软膏。

(2) 适用于干热疮,黏膜感染,皮肤炎症。

黄芩苷乳膏(O/W型)

【处方】

黄芩苷	0.8 g	冰片	0.04 g
硬脂酸	2.4 g	单硬脂酸甘油酯	0.8 g
蓖麻油	4 mL	甘油	2 g
三乙醇胺	0.3 mL	尼泊金	0.02 g
纯化水	10 mL		

【制法】

(1) 将硬脂酸、单硬脂酸甘油酯、蓖麻油、尼泊金置于干燥烧杯内,水浴加热至70~80 ℃,使试药完全溶解。

(2) 将黄芩苷细粉、甘油、纯化水置于另一烧杯内,水浴加热至70~80 ℃,边搅拌边加入三乙醇胺,使黄芩苷完全溶解。

(3) 将冰片加入(1)液中溶解后,立即将(1)逐渐加入(2)中,边加边搅拌,至室温,即得。

【注解】

(1) 本品为均匀、细腻、具有适当黏稠性的黄色乳膏。

(2) 适用于急、慢性湿疹,过敏性药疹,接触性皮炎,毛囊炎,疖肿等证。

丹皮酚乳膏(O/W型)

【处方】

丹皮酚	1 g	硬脂酸	15 g
三乙醇胺	2 g	甘油	4 g
羊毛脂	2 g	液状石蜡	25 mL
纯化水	50 mL		

【制法】

(1) 将硬脂酸、羊毛脂、液状石蜡置于干燥烧杯内,水浴加热至80 ℃,使试药完全溶解,得油相。

(2) 另取三乙醇胺溶于纯化水,加热至80 ℃,得水相。

(3) 将水相缓缓加入油相中,按同一方向不断搅拌至白色细腻膏状,丹皮酚用少量液状石蜡研匀后与基质混匀,即得。

【注解】

（1）本品为乳白色，抗菌消炎；用于湿疹、荨麻疹、神经性皮炎等。

（2）制备过程中温度控制非常重要，油相完全溶解后应置于80 ℃保温备用。

W/O型乳膏基质

【处方】

单硬脂酸甘油酯	120 g	蜂蜡	50 g
石蜡	50 g	白凡士林	50 g
液状石蜡	250 g	油酸山梨坦	20 g
聚山梨酯80	10 g	山梨酸	2 g
纯化水	加至1000 g		

【制法】

将单硬脂酸甘油酯、蜂蜡、石蜡、白凡士林、液状石蜡、油酸山梨坦在水浴上加热至80 ℃，使试药熔化（油相）；另将聚山梨酯80、山梨酸溶于纯化水中，加热至相同温度（水相），然后逐渐加入油相中，边加边搅拌，直至冷凝，即得。

【注解】

（1）处方中的油酸山梨坦为主要W/O型乳化剂。

（2）单硬脂酸甘油酯为较弱的W/O型乳化剂，起稳定与增稠作用。

（3）聚山梨酯80用于调节适宜的HLB值，形成稳定的W/O型乳剂型基质。

五、思考题

（1）中药软膏有哪些制备方法？各有何特点？有哪些关键操作？

（2）影响经皮吸收的主要因素有哪些？如何采取措施促进药物释放、穿透和吸收？

（3）说明软膏剂的基质种类及各类基质的特点。

（4）制备软膏剂和乳膏剂时，处方中的药物应如何加入？

实验十二　凝胶剂的制备

一、实验目的

（1）掌握凝胶剂的制备方法及操作要点。

（2）了解凝胶剂的质量要求和质量检查法。

二、实验原理

凝胶剂是指原料药物与能形成凝胶的辅料制成的具有凝胶特性的稠厚液体或半固体制剂，主要局部用于皮肤及腔道。根据基质的形态不同，凝胶剂可分为胶浆剂、乳胶剂和混悬型凝胶剂。① 胶浆剂。是指由高分子基质制成的凝胶剂，如西黄蓍胶等。② 乳胶剂。又称为乳状液型凝胶剂。③ 混悬型凝胶剂。一般由小分子无机药物（如氢氧化铝等）的小粒子以网状结构存在于液体中形成的凝胶剂，属两相分散系统，具有触变性，静止时为半固体，搅拌或振摇时则成为液体。

凝胶剂的基质属于单相分散系统，可分为水性凝胶基质和油性凝胶基质。① 水性凝胶基质。一般由纤维素衍生物、卡波姆和海藻酸盐、西黄蓍胶、明胶、淀粉等加水、甘油或丙二醇构成。② 油性凝胶基质。由液状石蜡与聚乙烯或脂肪油与胶体硅或铝皂、锌皂等构成。临床上应用较多的是水性凝胶基质，其优点有：① 制备简单。② 无油腻感，易于涂展和清洗。③ 能吸收组织渗出液，不妨碍皮肤正常功能。④ 稠度小，利于药物释放。⑤ 与用药部位亲和力强，滞留时间长。⑥ 毒副作用小。

凝胶剂的质量要求主要包括：① 凝胶剂应均匀、细腻，常温时保持胶状，不干涸或液化。② 混悬型凝胶剂中胶粒应分散均匀，不应下沉结块。③ 根据需要，凝胶剂中可加入保湿剂、防腐剂、抗氧剂、乳化剂、增稠剂和透皮吸收促进剂等。④ 凝胶剂基质不应与药物发生相互作用。⑤ 除另有规定外，凝胶剂应遮光密封,置于25 ℃以下贮存,并应防冻。

凝胶剂的制备通常是将基质材料在溶剂中溶胀,制备成凝胶基质,再加入药物溶液及其他附加剂。水溶性药物可以先溶于水或甘油,水不溶性药物粉末与水或甘油研磨后,再与凝胶基质混合,搅拌均匀即可。对有无菌度要求的凝胶剂,应注意无菌操作或采用适宜的方法灭菌。制备时应考虑基质溶胀、溶解条件,加入药物、附加剂对基质凝胶的影响,当使用卡波姆作为基质时,应考虑pH对基质稠度的影响等,同时也应注意基质与其他成分的配伍禁忌。

凝胶剂的质量检查项目包括pH、外观、装量、无菌和微生物限度等。

三、实验仪器与试药

(1) 仪器:烧杯,量筒,玻璃棒,电子天平,恒温磁力搅拌器等。

(2) 试药:苦参总碱,水杨酸,羧甲基纤维素钠,甘油,稀盐酸,纯化水等。

四、实验内容

水杨酸凝胶

【处方】

水杨酸	1.3 g	羧甲基纤维素钠	1.2 g
甘油	3 g	纯化水	20 mL

【制法】

将羧甲基纤维素钠置于乳钵中,加入适量纯化水溶胀,研磨均匀后,加入甘油研匀。称取处方量的水杨酸用适量水溶解,然后加入到上述基质中,研匀即可。

【注解】

(1) 功能主治:水杨酸凝胶主要用于治疗面部轻、中度痤疮,青春痘。

（2）用法用量：每日1～3次，先用温水清洗患部，再将胶体均匀地涂于患部。

苦参凝胶

【处方】

苦参总碱	3.5 g	辣椒碱	1 g
卡波姆	1.5 g	无水乙醇	50 mL
聚乙二醇400	15 g	尼泊金乙酯	0.5 g
纯化水	加至50 mL		

【制法】

A液：取卡波姆加入到200 mL纯化水中，溶胀24 h。

B液：聚乙二醇400置于70 mL纯化水中加热至透明。

C液：尼泊金乙酯与辣椒碱溶于50 mL无水乙醇中。

D液：苦参总碱溶于100 mL纯化水中。

B液与C液充分混匀加入A液中，充分搅拌，再加入D液，最后加入纯化水至500 g，搅匀后即得。

【注解】

（1）功能主治：苦参凝胶为棕色透明胶冻状半固体水溶性凝胶，作用为抗菌消炎，用于宫颈糜烂，赤白带下，滴虫性阴道炎及阴道霉菌感染等妇科慢性炎症。

（2）用法用量：每晚1支，注入阴道深处。

五、实验结果与数据处理

记录所制备的凝胶剂的性状。

六、思考题

（1）凝胶剂的制备方法有哪些？应用上各有什么特点？

（2）影响药物从凝胶剂中释放的因素有哪些？

（3）凝胶剂有哪些质量要求？影响成品质量的因素有哪些？

实验十三　黑膏药的制备

一、实验目的

（1）掌握黑膏药的含义及制备方法。

（2）熟悉黑膏药的质量检查。

二、实验原理

膏药是中药传统剂型之一,是指由饮片、食用植物油与红丹(铅丹)或宫粉(铅粉)炼制成膏料,摊涂于裱褙材料上制成的供皮肤贴敷的外用制剂。膏药透过皮肤可进入体循环,避免药物在胃肠道的破坏,减少血药浓度的峰、谷变化,降低药物的副作用。前者称为黑膏药,后者称为白膏药,其中黑膏药最常用。

黑膏药一般为黑褐色的坚韧固体,乌黑发亮,油润细腻,老嫩适度,滩涂均匀,无红斑,无飞边缺口,加温后能粘贴于皮肤上且不易移动。用前需烘热,软化后贴于皮肤上。

黑膏药的基质主要是植物油和红丹。① 植物油应选用质地纯净、沸点低、熬炼时泡沫少、制成品软化点及黏着力适当的油。植物油以麻油最好,因为其熬炼时泡沫少,有利于操作,成品外观油润、性黏、质量好,且药性清凉,具有消炎的功效。棉籽油、豆油、菜油、花生油等也可应用,但炼制时易产生泡沫。② 红丹又称铅丹、樟丹、黄丹、陶丹,为橘红色粉末,质重,主要成分为四氧化三铅(Pb_3O_4),含量应在95％以上。红丹含水分易聚成颗粒,下丹时沉于锅底,不易与油充分反应。为保证干燥,使用前应炒除水分,过五号筛。

黑膏药制备的一般工艺流程:药料提取(炸料)→炼油→下丹成膏→去

"火毒"→摊涂。① 药料提取(炸料)。中药饮片适当碎断,按各品种项下规定的方法加食用植物油炸至枯黄,油温一般控制在200~220 ℃。质地轻不耐油炸的饮片,如花、草、叶、皮等,宜待其他饮片炸至枯黄后再加入。含挥发性成分的饮片、矿物药以及贵重药应研成细粉,于摊涂前加入,温度应不超过70 ℃。② 炼油。将药油于270~320 ℃继续加热熬炼,使油脂在高温下氧化聚合、增稠,炼至"滴水成珠"。炼油程度的检查方法:取油少许滴入水中,若药油聚集成珠不散,则药油炼好。炼油为制备膏药的关键。炼油过嫩则膏药质软,贴于皮肤易移动;炼油过老则膏药质脆,黏着力小,易脱落。③ 下丹成膏。在炼成的油中加入红丹反应生成脂肪酸铅盐,脂肪酸铅盐促进油脂进一步氧化聚合、增稠而成膏状。每500 g药油用红丹150~210 g。当油温达到300 ℃左右时,药油在不断搅拌下缓缓加入红丹,使油与红丹在高温下充分反应,直至成为具有光泽的黑褐色稠厚状液体。膏液可用软化点测定仪测定其老嫩程度。④ 去"火毒"。火毒是指对皮肤产生刺激性的物质,轻则引起皮肤红斑、瘙痒,重则发泡溃疡。去火毒的方法是:将炼成的膏状物以细流倒入冷水中,不断强烈搅拌,反复换水至冷,然后浸于冷水中24 h或数日,仍需换水直至火毒除尽。⑤ 摊涂。将去火毒的膏药团块加热熔化,在不超过70 ℃下加入药物细粉,混合均匀。按规定量摊涂于裱褙材料(皮革、布、多层韧皮纸)上,即得膏药。

除另有规定外,膏药应进行软化点、重量差异等项目检查。

三、实验仪器与试药

(1) 仪器:火炉,小铁(铜)锅,锅盖,漏勺,油勺,过滤筛,温度计(500 ℃),乳钵,粉碎装置,电子天平,过滤装置,搅棍,水盆等。

(2) 试药:金银花,连翘,大黄,桔梗,地黄,栀子,黄柏,赤芍,黄芩,当归,川芎,白芷,白蔹,木鳖子,蓖麻子,玄参,苍术,穿山甲,没药,儿茶,乳香,红粉,血竭,轻粉,樟脑,蜈蚣,红丹,食用油等。

四、实验内容

拔毒膏

【处方】

金银花	70 g	连翘	70 g	大黄	70 g	桔梗	70 g
地黄	70 g	栀子	70 g	黄柏	70 g	赤芍	70 g
黄芩	70 g	当归	35 g	川芎	35 g	白芷	35 g
白蔹	35 g	木鳖子	35 g	蓖麻子	35 g	玄参	35 g
苍术	35 g	穿山甲	35 g	樟脑	28 g	蜈蚣	5 g
没药	18 g	儿茶	18 g	乳香	18 g	红粉	18 g
血竭	18 g	轻粉	18 g				

【制法】

（1）按处方将上述药炮制合格，称量配齐；将乳香、没药、血竭、儿茶研细粉；轻粉、红粉分别水飞成极细粉；过筛，混合均匀备用。

（2）除上述药材及樟脑外将其余19味药予以碎断，与食用油4800 g同置于锅中，加热炸枯，捞除残渣，取油过滤，即为药油。

（3）将药油继续加热熬炼，炼至"滴水成珠"，即取少许滴于水中，以药油"聚集成珠不散"为度。

（4）取红丹1500～2100 g（事先粉碎过筛）先与五分之一的药油混合搅匀成稀糊状，再加入剩余的药油继续搅匀，使生成物变为黑褐色黏稠状，取少量滴入水中，数秒钟后取出。以膏药不黏手，稠度适中，不过老或过嫩（软化点测定仪测定其老嫩程度）即可。

（5）取上述炼成的膏药以细流倒入冷水中，冷却凝结后充分揉搓，再每日更换清水浸泡数日，摊涂前取出晾干。

（6）将已去火毒的膏药文火熔化，于70 ℃以下加入樟脑及上述轻粉等粉末搅匀，按规定量摊涂于裱褙材料上，即得。

【检查】

（1）外观：膏药的膏体应油润细腻、光亮、老嫩适度、摊涂均匀、无飞边缺口，加温后能粘贴于皮肤上且不移动。黑膏药应乌黑、无红斑；白膏药应无白点。

（2）软化点：按照软化点测定法测定（详见本实验后的拓展阅读），软化点应为50～65 ℃。

（3）重量差异：取供试品5张，分别称定每张总重量，剪取单位面积（cm²）的裱褙，称定重量，换算出裱褙重量，总重量减去裱褙重量，即为膏药重量，与标示重量相比较，应符合表13-1中的规定。

表13-1　重量差异限度

标示重量	重量差异限度
≤3 g	±10%
3～12 g	±7%
12～30 g	±6%
>30 g	±5%

【注解】

（1）功能与主治：清热解毒，活血消肿。多用于治疗疖疔痈发、有头疽之初期或化脓期等病。

（2）处方中挥发性的或贵重药细粉可先研成细粉，在摊涂前于70 ℃以下加入熔化的膏药中混匀。

（3）炼油为制备膏药的关键，不可过老或过嫩，炼至"滴水成珠"为度。

五、实验结果与数据处理

将膏药质量检查结果填入表13-2中。

表13-2　膏药质量检查结果

品名	外观	软化点	重量差异
拔毒膏			

六、思考题

（1）黑膏药制备的工艺流程是什么？

（2）为什么要去"火毒"？

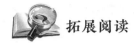拓展阅读

软化点测定法

本法主要测定膏药在规定条件下受热软化时的温度情况,用于检测膏药的老嫩程度,并可间接反映膏药的黏性,即按照下述方法,测定膏药因受热下坠达25 mm时的温度。

一、仪器装置

膏药软化点测定组合装置如图13-1所示。A为试样环,倒圆锥形黄铜环,高6.35 mm,上口孔径17.46 mm,下口孔径15.88 mm;B为钢球定位器,内径20.60 mm,使钢球定位于试样中央;C为钢球,直径为9.53 mm,质量为3.50 g±0.05 g;D为支架,上支撑板为具有两个水平圆环的扁平黄铜板,用于支撑两个试样环;下支撑板为扁平光滑的黄铜板。上支撑板上的倒圆锥形黄铜环底部与下支撑板上表面距离为25 mm,下支撑板下表面与烧杯底部距离为16 mm±3 mm。

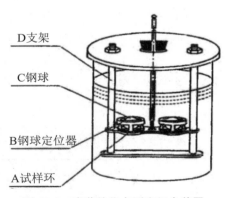

图13-1 膏药软化点测定组合装置

二、测定法

取供试品,置于烘箱中微热软化后,取出,刮下膏料,称取2份,各1.8 g,分别填充于两个试样环中,并将试样环上口朝下平放在表面涂有少量甘油并平铺于玻璃板上的铝箔纸上,置于75 ℃±2 ℃的恒温箱中加热熔化至表面平整时,取出,室温放置1 h,将试样环移至上支撑板圆环内,装上钢球定位器,

与钢球同置于盛水的烧杯中,在 37 ℃±1 ℃ 的恒温水浴中,平衡 20 min 后,按图将钢球置于定位器中,自烧杯底部加热,控制每分钟升温 1.0~1.5 ℃。读取钢球刚触及下支撑板表面时的温度,取平均值作为供试品的软化点。两个测定温度的差值不得超过 1.0 ℃。

实验十四　贴膏剂的制备

一、实验目的

(1) 掌握贴膏剂的制法及各操作要点。

(2) 熟悉贴膏剂的常用辅料及作用;贴膏剂的质量检查方法。

二、实验原理

　　贴膏剂是指将原料药物与适宜的基质制成膏状物、涂布于背衬材料上供皮肤贴敷,可产生全身性或局部作用的一种薄片状柔性制剂,主要包括橡胶贴膏和凝胶贴膏。贴膏剂近年来发展较快,具有透皮给药系统的所有优点,即无肝脏的首过效应、避免胃肠道破坏、毒副作用小、药效持久、使用方便等,但缺点是需克服皮肤的屏障作用。

1. 橡胶贴膏

　　橡胶贴膏是指提取物或化学药物与橡胶等基质混匀后,涂布于背衬材料上制成的贴膏剂,可直接贴于皮肤应用,具有黏着力强、无需预热即可直接贴用、不污染皮肤或衣物、携带方便、基质化学惰性等优点,但橡胶膏层较薄,载药量较小,维持时间较短,且有刺激性、过敏性、易老化等缺点。

　　橡胶贴膏的结构可分为背衬层、膏面覆盖层和膏料层三部分。

　　(1) 背衬层一般采用漂白细布或无纺布等。

　　(2) 膏面覆盖层常用硬质纱布、塑料薄膜、防黏纸等。

　　(3) 膏料层是橡胶贴膏的主要部分,由基质和药物组成,基质的主要组成成分包括:

　　① 生橡胶。为基质主要原料,具有良好的黏性、弹性,不透气,不透水。

② 增黏剂。常用松香,选择软化点70~75 ℃(最高不超过77 ℃)、酸价170~175者,因为松香中含有的松香酸可加速橡胶贴膏的老化。

③ 软化剂。用于生胶软化,增加可塑性,增加成品的柔软性、耐寒性及黏性。常用的软化剂有凡士林、羊毛脂、液状石蜡、植物油等。

④ 填充剂。常用氧化锌,具有缓和收敛作用,能增加膏料层与背衬材料间的黏着性。氧化锌与松香酸生成的松香酸锌盐,能降低松香酸对皮肤的刺激性。锌钡白(俗称立德粉)常用作热压法制备橡胶贴膏的填充剂,其特点是遮盖力强,胶料硬度大。

橡胶贴膏多采用热压法和溶剂法制备。热压法是将橡胶洗净,在50~60 ℃干燥或晾干后,切成大小适宜的条块,在炼胶机中塑炼成网状薄片,加入处方中的油脂性药物使之溶胀,再加入其他药物和锌钡白、松香等,炼压均匀,放入烘箱60 ℃以上20~30 min,即可保温涂膏、切割、加衬、包装。溶剂法常用的溶剂为汽油、正己烷,其制备工艺包括:

(1)药料处理。药材用适当的有机溶剂和方法提取、滤过、浓缩后备用,化学药物则粉碎成细粉或溶于溶剂中。

(2)制膏料。取生橡胶洗净,在50~60 ℃干燥或晾干后,切成大小适宜的条块,在炼胶机中塑炼成网状薄片,摊开放冷,消除静电后,浸于适量汽油中浸泡18~24 h,待完全溶胀成凝胶状后移入打膏机中,搅拌3~4 h后,分次加入凡士林、羊毛脂、氧化锌和松香等制成基质,再加入药物浸膏或细粉,继续搅拌成均匀胶浆,经滤胶机过滤后的膏浆即为膏料。

(3)涂膏。将膏料置于装好背衬材料的涂膏机上进行涂膏。

(4)回收溶剂。涂布了膏料的胶布,以一定的速度经过封闭的加热干燥和溶剂回收装置,进行干燥后卷于滚筒上。

(5)加衬、切割及包装。先将膏布在切割机上切成一定宽度,再移至纱布卷筒装置上,使膏面上覆盖一层硬质纱布或塑料薄膜,再切割成小块后包装。

橡胶贴膏一般应检查外观、含膏量、耐热性、黏附力、含量均匀度、微生物限度等。

2. 凝胶贴膏

凝胶贴膏原称为巴布膏剂(简称巴布剂),是指原料药物与适宜的亲水性基质混匀后,涂布于背衬材料上制成的贴膏剂。凝胶贴膏具有以下特点:① 与皮肤的生物相容性好,亲水性高分子基质具有透气性、耐汗性、无致敏性、无刺激性及载药量大的优点,尤其适合中药浸膏。② 释药性能好,与皮肤的亲和性强,能提高角质层的水化作用,有利于药物透皮吸收。③ 应用透皮吸收控释技术,使血药浓度平稳,药效持久。④ 使用方便,不污染衣物,易洗除,可反复粘贴。⑤ 生产过程中不使用汽油及其他有机溶剂,避免了对环境的污染。

凝胶贴膏的结构包括背衬层、膏体层和防黏层三部分。

（1）背衬层。常用无纺布、人造棉布等。

（2）膏体层。贴敷中能产生一定的黏附性,使之与皮肤紧密接触,以达到治疗目的,主要包括基质和主药部分,其中基质包括:

① 黏合剂。包括天然、半合成或合成的高分子材料,如海藻酸钠、西黄蓍胶、明胶;甲(乙)基纤维素、羧甲基纤维素及其钠盐、聚丙烯酸及其钠盐、聚乙烯醇、聚维酮及马来酸酐-乙烯基甲醚共聚物的交联产物等。

② 保湿剂。常用聚乙二醇、山梨醇、丙二醇、丙三醇及其混合物。

③ 填充剂。常用微粉硅胶、二氧化钛、碳酸钙、高岭土及氧化锌等。

④ 渗透促进剂。氮酮、二甲基亚砜、尿素等。氮酮与丙二醇合用能提高氮酮的促渗透作用。芳香挥发性物质如薄荷脑、冰片、桉叶油等也有促渗透作用。

⑤ 另外,根据药物的性质,还可加入表面活性剂等其他附加剂。

（3）防黏层。常用防黏纸、塑料薄膜、硬质纱布等。

凝胶贴膏的制备工艺主要包括原辅料前处理、基质成型和制剂成型三部分。一般是先将高分子物质胶溶后,按一定顺序加入黏合剂等其他附加剂中,制成均匀基质后,再与药物混匀,涂布,压合防黏层,分割,包装,即得。如果是固体药物,应预先粉碎成细粉或溶于适宜的溶剂中,药材提取物应按各品种项下规定的方法进行提取。为了保证药物的稳定性和与基质混合的均匀性,必要时可加入稳定剂、表面活性剂、透皮促进剂、保湿剂、防腐剂、抗过敏剂或抗氧化剂。

凝胶贴膏一般应检查外观、含膏量、赋形性、黏附力、含量均匀度及微生物限度等。

三、实验仪器与试药

（1）仪器:电子天平,初黏力测试仪,旋转蒸发仪,电子调温加热套等。

（2）试药:山楂核精,橡胶,松香,凡士林,液状石蜡,羊毛脂,氧化锌,聚丙烯酸钠,二氧化钛,甘油,柠檬油,二氧化硅,酒石酸,聚山梨酯80等。

四、实验内容

舒康贴膏(橡胶贴膏)

【处方】

山楂核精	15 g	橡胶	16 g
凡士林	1.5 g	液状石蜡	1.5 g
松香	16 g	羊毛脂	4 g
氧化锌	16 g	汽油	45 g

【制法】

把生胶浸入汽油中,溶胀成胶浆,再依次加入增黏剂、软化剂、填充剂等制成基质;而后取山楂核精,浓缩至适量,加入基质中,制成膏料,进行涂膏;最后盖衬,切片即得。

【检查】

(1) 含膏量:取本品,用乙醚作溶剂,依法检查,每100 cm² 含膏量不得少于1.6 g。

(2) 持黏力:剪取长70 mm、宽25 mm的本品5片作为供试品,照贴膏剂持黏力测定法(详见本实验后的拓展阅读),取供试品固定于实验板表面,沿供试品长度方向加载200 g砝码,30 min后取出,测量供试品在实验板上的位移值,即得。本品平均位移值不得大于2.5 mm。

(3) 耐热性:除另有规定外,橡胶贴膏取供试品2片,除去盖衬,在60 ℃加热2 h,放冷后,背衬应无渗油现象;膏面应有光泽,用手指触试应仍有黏性。

【注解】

(1) 功能与主治:活血,化瘀,止痛。用于软组织闭合性急性损伤和慢性劳损。

(2) 本品为黄白色至灰黄色的片状橡胶膏,具烟熏气。

独一味凝胶贴膏

【处方】

独一味药液	20 mL	聚丙烯酸钠	2 g

聚丙烯醇	0.5 g	聚乙烯吡咯烷酮	1 g
酒石酸	0.25 g	甘油	25 g
甘氨酸铝	0.2 g		

【制法】

称取甘油25 g,加入聚丙烯酸钠2.0 g和聚乙烯吡咯烷酮1 g,然后加入相应量的甘氨酸铝,搅拌均匀,为甘油相;另取独一味药液20 mL(每1 mL相当于独一味药材2 g),加入聚丙烯醇0.5 g和酒石酸0.25 g,为药液相,充分溶解后将药液倒入甘油相中,充分搅拌,均匀涂膏;盖膜,切片即得。

【检查】

(1)含膏量的测定:取本品1片,除去防黏膜,加水煮至膏体与布分离,取出布,并洗净,干燥,称重。

(2)黏附力:取供试品3片,参照《中华人民共和国药典》中的"黏附力测定法",置于30°的倾斜板中央,膏面向上,斜面上部10 cm及下部15 cm用0.025 mm厚的涤纶薄膜覆盖,中间留出5 cm的膏面,将各规格的钢球,自斜面顶端自由滚下,记录3个供试品均能黏住的钢球重量。

(3)剥离强度:将供试品裁成4 cm×10 cm规格,粘贴于洁净不锈钢板上,用压辊在供试品上来回滚压3次,放置20 min,将供试品一端揭开约1 cm,用弹簧秤夹住,以不锈钢板为180°方向缓慢剥离,每2 cm记录1次读数,计算3次读数平均值。

【注解】

(1)功能与主治:活血止血,祛风止痛,用于跌打损伤、外伤出血、风湿痹痛等。

(2)剥离强度以弹簧秤的读数控制在0.5 kg左右为准,略小于橡胶贴膏的黏附力,既能紧密粘贴于皮肤的任何部位,又没有剥离时的刺痛感。

五、实验结果与数据处理

将各制剂检查结果如实记录。

六、思考题

(1)橡胶贴膏制备需要考虑哪些因素?

（2）如何保证橡胶贴膏的黏度和持久度？

（3）油类成分的加入对凝胶贴膏的制备有何影响？

（4）凝胶贴膏的制备过程是否需要控制时间进程？

 拓展阅读

持黏力测定法

持黏力可反映贴膏剂、贴剂的膏体抵抗持久性外力所引起变形或断裂的能力。测定时将供试品黏性面粘贴于实验板表面，垂直放置，沿供试品的长度方向悬挂一规定质量的砝码，记录供试品滑移直至脱落的时间或在一定时间内位移的距离。

一、实验装置

（1）实验架：由可调节水平的底座和悬挂、固定实验板的支架组成。实验架应使悬挂在支架上的实验板的工作面保持竖直方向。

（2）实验板：为厚1.5~2.0 mm、宽125 mm、长125 mm的不锈钢板，实验板表面粗糙度应不大于0.4 μm。实验板表面有永久性污迹或伤痕时应及时更换。

（3）压辊：为用橡胶包覆的钢轴，重2000 g。

（4）加载板：材质、尺寸及表面要求同实验板。

二、测定法

实验前，应将贴膏剂、贴剂（连同包装材料）于18~25 ℃、相对湿度40%~70%条件下放置2 h以上。用蘸有无水乙醇的擦拭材料擦洗实验板和加载板，用无尘布仔细擦干，如此反复清洗3次以上，直至实验板和加载板表面经目测检查达到洁净为止。洁净后的实验板和加载板不得用手或其他物体接触。取供试品3片，分别将供试品平行于板的纵向粘贴在紧挨着的实验板和加载板的中部，用压辊在供试品上来回滚压3次，供试品在板上粘贴后，于室温环境中放置20 min，固定于实验架，记录测试起始的时间或位置。

三、结果判断

位移量或脱落时间应符合各品种项下的规定。实验结果以一组供试品的位移量或脱落时间的算术平均值表示。

实验十五　糊剂的制备

一、实验目的

（1）掌握糊剂的制备方法及操作要点。

（2）熟悉糊剂的质量检查。

二、实验原理

糊剂是指大量的原料药物固体粉末（一般25%以上）均匀地分散在适宜的基质中所组成的半固体外用制剂。糊剂可分为含水凝胶性糊剂和脂肪糊剂两类。含水凝胶性糊剂一般以药汁、酒、醋、蜜糖、淀粉及水溶性高分子物质为基质调制而成；固体粉末量一般较脂肪糊剂少（25%～30%）；这类糊剂无油腻性，易洗脱，赋形剂本身具有辅助治疗作用，适用于渗出液较多的创面。脂肪糊剂一般以凡士林、羊毛脂、蜂蜡、液状石蜡、植物油等为基质制成，常加入淀粉、氧化锌、白陶土、滑石粉、碳酸钙等粉末；该类糊剂含粉量高，一般为25%～70%。两类糊剂可交替使用，但若在渗出液多的创面上使用脂肪糊剂，则会因分泌物不易与之混合而难以洗除，甚至造成深度感染，故宜使用含水凝胶性糊剂。

糊剂应均匀、细腻，涂于皮肤或黏膜上应无刺激性，并应有适当的黏稠度，易涂布于皮肤上，能软化而不易融化，应无酸败、异臭、变色等变质现象，必要时可以加适量防腐剂或抗氧剂使其稳定。糊剂所用的内包装材料应不与药物或基质发生作用；除另有限定外，糊剂应置避光容器中密闭保存。

糊剂的制备通常是将药物粉碎成细粉，也有将药物按所含有效成分采用适当方法提取制得干浸膏，再粉碎成细粉，与基质搅拌均匀，调成糊状。基质需加热时，温度不宜过高，一般控制在70 ℃以下，以免淀粉糊化。糊剂的制备方法包括研磨法和热熔法。研磨法是制备糊剂的常用方法,通常先将药物粉碎,然后加入适量润湿剂、溶剂及基质等,研磨或搅拌均匀,制成糊剂,即得。热熔法制备时一般先取基质加热熔化,并保持在一定温度,加入药物细粉,搅拌均匀,冷凝,即得。若糊剂中含挥发性药物或淀粉,配制温度应在60 ℃以下,以免药物挥发或淀粉糊化而降低吸水性。

糊剂一般应进行装量、微生物限度等检查。

三、实验仪器与试药

(1) 仪器:乳钵,药筛(120目),烧杯,玻璃棒等。

(2) 试药:青黛,黄柏,生甘草,生石膏,薄荷脑(研细末),芙蓉叶,白芷,大黄,苎麻根,赤小豆,乳香(醋炙),薄荷油,香油,炼蜜等。

四、实验内容

复方青黛糊剂

【处方】

青黛	31 g	黄柏	31 g
生甘草	31 g	生石膏	31 g
薄荷脑(研细末)	1.5 g		

【制法】

(1) 青黛、黄柏、生甘草、生石膏、薄荷脑,过七号筛(120目),混匀,备用。

(2) 加适量香油调成薄糊状,即得。

【注解】

本品主治漆性皮炎。每次用时,洗后揩干,涂上薄薄一层。

腮腺宁糊剂

【处方】

芙蓉叶	230 g	白芷	85 g

大黄　　　85 g　　　　　芫麻根　　　10 g

赤小豆　580 g　　　　　乳香(醋炙)　10 g

薄荷油　0.005 g

【制法】

(1) 以上六味,芙蓉叶、白芷、大黄、乳香、芫麻根、赤小豆粉碎成细粉,过七号筛(120目),混匀,备用。

(2) 另取薄荷油和炼蜜,搅匀,与上述粉末混匀,即得。

【注解】

(1) 本品为黑褐色的稠膏状;气香,味甜、微苦。

(2) 散瘀解毒,消肿止痛。用于腮腺炎,红肿热痛。

五、思考题

(1) 根据赋形剂的不同,糊剂主要分为几类,常用的赋形剂有哪些?

(2) 糊剂的制备方法有哪些? 制备操作要点是什么?

实验十六　栓剂的制备

一、实验目的

（1）掌握热熔法制备栓剂的工艺及操作要点。

（2）熟悉置换价在栓剂制备中的应用。

（3）了解栓剂的质量评价。

二、实验原理

栓剂是指原料药物与适宜基质制成供腔道给药的固体制剂。栓剂按给药途径可分为直肠栓、阴道栓、尿道栓、鼻腔栓、耳用栓等，其中常用的是直肠栓和阴道栓。栓剂按制备工艺与释药特点，可分为中空栓、双层栓、微囊栓、骨架控释栓、凝胶栓、渗透泵栓等新型栓剂。

栓剂可在腔道中起润滑、抗菌、消炎、杀虫、收敛、止痛、止痒等局部治疗作用，亦可通过吸收入血发挥全身治疗作用。发挥全身治疗作用的栓剂一般通过直肠给药，直肠吸收比口服吸收干扰因素少，药物不因胃肠道 pH 或酶的破坏而失去活性；还可减少药物的肝脏首过消除，降低药物对肝脏的毒副作用。但栓剂不如口服剂型给药方便，且生产成本较高。

栓剂中药物与基质应混合均匀，外形应完整光滑；塞入腔道后应无刺激性，能快速融化、软化或溶化，并与分泌液混合；具有适宜的硬度，以免在包装或贮藏时变形。除另有规定外，栓剂应在 30 ℃以下密闭保存，防止因受热、受潮而变形、发霉、变质。

栓剂主要由药物与基质组成。① 药物可溶于基质，也可混悬于基质中；除另有规定外，供制备栓剂用的固体药物应预先用适宜方法制成细粉，并全部通过六号筛。② 栓剂的基质可分为油脂性基质、水溶性基质两类；油脂性基质主要包括天然油脂、半合成或全合成脂肪酸甘油酯、氢化植物油等；水溶性基质主要有甘油明胶、聚乙二醇类、泊洛沙姆等。除基质外，可根据栓剂成型和药物释放需要加入适宜的附加剂，常用附加剂包括：吸收促进剂、吸收阻滞剂、增塑剂、抗氧剂、防腐剂等。

栓剂的常用制备方法主要包括冷压法与热熔法。① 冷压法。是指将药物与基质粉末置于冷容器内，混合均匀，然后装于制栓机的圆筒内，通过模型挤压成一定的形状。为保证压出栓剂的数量，需按计划多加10％～20％的量，所施压力亦需要一致。②热熔法。是指将计算量的基质粉末加热熔化，加入药物混合均匀后，倾入冷却并涂有润滑剂的栓膜中（稍微溢出模口为度），放冷，待完全凝固后，削去溢出部分，开模取出，即得栓剂。为利于脱模，栓剂外观要光洁，制备栓剂时栓模应涂以润滑剂，油脂性基质选用软皂、甘油、90％乙醇混合制成的溶液（软皂：甘油：90％乙醇＝1∶1∶5）；水溶性基质选用液状石蜡、植物油等。

同一栓模制得的栓剂容积是相同的，但因基质和药物密度不同，其栓剂的重量也有差异。因此在设计栓剂处方和制备时，为了确定基质用量以保证栓剂剂量的准确性，故需预测药物的置换价（DV）。DV即药物的重量与相同体积的基质重量之比，可用以下公式进行计算

$$DV = \frac{W}{G - (M - W)}$$

式中，G 为纯基质的平均栓重，M 为含药栓的平均栓重，W 为含药栓的平均含药量。

栓剂一般应进行重量差异、融变时限和微生物限度等质量检查。

三、实验仪器与试药

（1）仪器：栓模，蒸发皿，乳钵，水浴锅，电炉，融变时限检查仪，天平，刀片，烧杯等。

（2）试药：黄连，黄芩，黄柏，冰片，半合成脂肪酸酯，紫花地丁，明胶，甘油，碳酸钠，硬脂酸，纯化水等。

四、实验内容

三黄栓

【处方】

三黄粉	2 g	冰片	0.2 g
半合成脂肪酸酯	8 g		

【制法】

（1）取黄连、黄芩和黄柏等量粉碎过七号筛（120目），混合均匀即得三黄粉。

（2）将半合成脂肪酸酯锉成粗末，置于干燥的烧杯中，于水浴上加热至熔化（40 ℃以下）。

（3）加入三黄粉、冰片搅拌均匀，趁热注入涂有润滑剂（软皂：甘油：90％乙醇＝1:1:5）的栓模中（详见本实验后的拓展阅读），冷却，切削溢出部分，即得。

【检查】

（1）外观：栓剂的外观应完整光滑，并有适宜的硬度，无变形、发霉及变质等。

（2）重量差异：取供试品栓剂10粒，精密称定总重量，求得平均粒重后，再分别精密称定各粒的重量。每粒重量与标示粒重相比较（凡无标示粒重应与平均粒重相比较），按表16-1中的规定，超出重量差异限度的药粒不得多于1粒，并不得超出限度1倍。

表16-1 栓剂的重量差异限度

平均重量	重量差异限度
≤1.0 g	± 10％
1.0~3.0 g	± 7.5％
>3.0 g	± 5％

（3）融变时限：采用融变时限检查仪测定融变时限（详见本实验后的拓展阅读）。除另有规定外，油脂性基质的栓剂3粒均应在30 min内全部融化、

软化且触压时无硬心;水溶性的基质栓剂3粒均应在60 min内全部溶解。如有1粒不合格,应另取3粒复试,均应符合规定。

【注解】

(1)本品可止血、消炎、止痛,可用于肛窦炎、肛乳头炎、直肠炎、预防痔瘘术后感染、便秘等。

(2)注模时混合物的温度适宜,若温度过高,药物易沉降,影响药物含量均匀度;温度过低,成品的硬度、弹性、透明度均会受到影响。

(3)注模时应快速一次完成,注入模口稍有溢出为宜;注模后应冷却一定时间,以免脱模时发生粘模。

紫花地丁甘油明胶栓

【处方】

| 紫花地丁 | 20 g | 明胶 | 6.5 g |
| 甘油 | 6.5 g | 纯化水 | 适量 |

【制法】

(1)药材提取:取紫花地丁,加适量纯化水,煎煮2次,滤过,合并滤液,浓缩至1:2稠液,备用。

(2)基质制备:取明胶加入纯化水适量,使其充分溶胀,水浴加热搅拌至溶解,加入甘油继续加热搅拌,蒸去过量的水,至15 g左右时取下。

(3)栓剂制备:取紫花地丁浓缩液,加入明胶基质中搅拌均匀,注入涂有润滑剂的栓模(详见本实验后的拓展阅读),冷却,削去多余的部分,即得。

【检查】

(1)外观:栓剂的外观应完整光滑,并有适宜的硬度,无变形、发霉及变质等。

(2)重量差异:取供试品栓剂10粒,精密称定总重量,求得平均粒重后,再分别精密称定各粒的重量。每粒重量与标示粒重相比较(凡无标示粒重应与平均粒重相比较),按表16-1中的规定,超出重量差异限度的药粒不得多于1粒,并不得超出限度1倍。

(3)融变时限:采用融变时限检查仪测定融变时限(详见本实验后的拓展阅读)。除另有规定外,脂肪性的基质栓剂3粒均应在30 min内全部融化、软化且触压时无硬心;水溶性的基质栓剂3粒均应在60 min内全部溶解。如有1粒不合格,应另取3粒复试,均应符合规定。

【注解】

（1）功能与主治：消炎作用。用于内痔及直肠炎。

（2）甘油明胶由明胶、甘油和水三者按一定比例组成。制备时明胶需先用水浸泡使之溶胀变软，加热时才易溶解，否则无限溶胀时间延长，且含有一些未溶解的明胶小块或颗粒。

（3）甘油明胶制备时须轻轻搅拌，以免胶液中产生不易消除的气泡，使成品含有气泡，影响质量。应注意基质中含水量过多则栓剂太软，含水量过少则栓剂又太硬。

甘油栓

【处方】

甘油　91 g　　　　硬脂酸钠　9 g

【制法】

（1）取处方量的甘油于蒸发皿中，置于水浴上加热，缓缓加入硬脂酸钠细粉，边加边搅拌，并在85～95 ℃温度下保温，直至溶液澄清。

（2）将此溶液趁热注入已涂有润滑剂的栓模中（详见本实验后的拓展阅读），冷却凝固，削去溢出部分，脱模，即得。

【注解】

（1）功能与主治：本品用于年老体弱者便秘的治疗。

（2）制备时避免温度过高，搅拌不宜太快，否则易引起气泡，使成品浑浊不澄明。

【检查】

（1）外观：栓剂的外观应完整光滑，并有适宜的硬度，无变形、发霉及变质等。

（2）重量差异：取供试品栓剂10粒，精密称定总重量，求得平均粒重后，再分别精密称定各粒的重量。每粒重量与标示粒重相比较（凡无标示粒重应于平均粒重相比较），按表16-1中的规定，超出重量差异限度的药粒不得多于1粒，并不得超出限度1倍。

（3）融变时限：采用融变时限检查仪测定融变时限（详见本实验后的拓展阅读）。除另有规定外，油脂性基质的栓剂3粒均应在30 min内全部融化、软化且触压时无硬心；水溶性的基质栓剂3粒均应在60 min内全部溶解。如有1粒不合格，应另取3粒复试，均应符合规定。

五、实验结果与数据处理

将栓剂常规质量检查结果分别填入表16-2～表16-4中。

表16-2　栓剂外观检查结果

栓剂名称	三黄栓	紫花地丁明胶甘油栓	甘油栓
外观			

表16-3　重量差异测定结果

编号	三黄栓(g)	紫花地丁明胶甘油栓(g)	甘油栓(g)
1			
2			
3			
4			
5			
6			
7			
8			
9			
10			

表16-4　融变时限测定结果

栓剂名称	三黄栓	紫花地丁明胶甘油栓	甘油栓
30 min 内溶解情况			
60 min 内溶解情况			

六、思考题

（1）甘油栓的制备原理是什么？操作时应注意什么问题？

（2）热熔法制备栓剂应注意什么问题？基质中加入药物的方法有哪些？

（3）如何评价栓剂的质量？

拓展阅读

一、栓模

栓模是栓剂制备的模具，主要适用于小量生产使用。根据栓剂外形，栓模可分为鸭嘴形（图16-1）、子弹头形（图16-2）、鱼雷形等。栓模的使用步骤如下：

（1）用95%乙醇将栓模清洗晾干。

（2）在模具内孔表面上涂抹适量润滑剂。

（3）对好模具，上紧螺母，放平备用。

（4）将准备好的药液注入模孔至稍溢出模口，常温冷却。

（5）完全凝固后，用刀切去溢出部分，松开螺母，分开上下模片，取出栓剂。

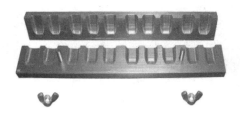

图16-1　鸭嘴形栓模

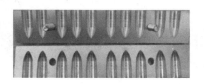

图16-2　子弹头形栓模

二、融变时限检查仪

1. 构造

融变时限检查仪主要用于检查栓剂等固体制剂在规定条件下的融化、软化或溶散情况，如图16-3所示。融变时限检查仪主要由透明的大道套筒与金属架组成；透明装置由玻璃或适宜的塑料材料制成，高为 60 mm，内径为 52 mm；金属架由两片不锈钢的金属圆板及 3 个金属挂钩焊接而成，每个圆板的直径为 50 mm，具有 39 个孔径为 4 mm 的圆孔；两板相距 30 mm，通过 3 个等距的挂钩焊接在一起。

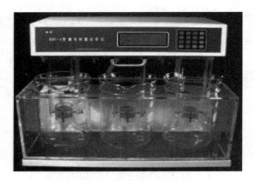

图 16-3 　融变时限检查仪

2. 使用方法

（1）开机后,利用温度设定键设定温度,通常为 37 ℃,按设定温度进行控温并保持恒定。

（2）取供试品 3 粒,分别放在 3 个金属架下层的圆板上,装入各自套筒内,并用挂钩固定。

（3）将上述装置分别垂直浸入盛有不少于 4 L 的 37 ℃±0.5 ℃水的容器中,其上端位置应在水面下 90 mm 处,启动仪器。

（4）实验结束,取下金属架,用纯化水冲洗 2 遍,把水槽内的栓剂溶液倒掉,用纯化水冲洗 2 遍,把金属架放回水槽内。

3. 注意事项

（1）测试过程中,烧杯内的水温应保持 37 ℃±0.5 ℃。

（2）测试栓剂时,在放入供试品后,金属架上的挂钩必须紧密固定在透明套筒的上端,应注意防止挂钩松动和脱落。

（3）每测试一次后,应清洗金属架及透明套筒,并重新更换介质。

实验十七　膜剂的制备

一、实验目的

（1）掌握膜剂的制备方法及操作注意事项。

（2）熟悉成膜材料的种类与性能。

（3）了解膜剂的质量评价。

二、实验原理

膜剂是由药物与适宜的成膜材料经加工制成的膜状制剂，可供口服、口含、舌下及黏膜给药。外用可覆盖皮肤创伤、烧伤或炎症表面。膜剂可分为单层膜、多层膜（复合）与夹心膜（缓控释膜剂）等。膜剂的形状、大小和厚度等视用药部位的特点和含药量而定，一厚度为 $0.1 \sim 0.2$ μm，面积为 1 cm^2 的膜剂可供口服，面积为 0.5 cm^2 的膜剂可供眼用。

膜剂一般由主药、成膜材料和附加剂组成。

成膜材料应无毒、无刺激性、性质稳定，与原料药兼容性良好，常用的成膜材料有聚乙烯醇（PVA）、丙烯酸树脂类、纤维素类等高分子材料，最常用的理想成膜材料是 PVA。PVA 为白色或淡黄色粉末或颗粒，常用规格为 PVA$_{05\text{-}88}$ 和 PVA$_{17\text{-}88}$（05 和 17 表示平均聚合度分别为 500 和 1700；88 表示醇解度为 88%），其聚合度越高，溶解度越小，柔性越好。PVA 的溶解过程需经润湿、渗透、溶胀和溶解等阶段，浸泡溶胀应充分，否则溶解不完全。采用不同的成膜材料可制成具有不同释药速度的膜剂。成膜材料的性能、质量不仅对膜剂成型工艺有影响，而且对膜剂的药效及成品质量产生重要影响。

除主药和成膜材料外，一般还需加入增塑剂、表面活性剂、填充剂、着色剂、矫味剂等附加剂，制备时需根据成膜材料的性质加入适宜的脱膜剂（如液状石蜡、甘油等）。为改善膜剂的机械性能,处方中我们常加入增塑剂,如甘油、丙二醇、低分子量的聚乙二醇、邻苯二甲酸衍生物、柠檬酸衍生物、蓖麻油等。增塑剂主要通过降低材料的玻璃化温度,使得膜剂不仅具有优良的结构特性,而且更加柔韧、结实。表面活性剂在处方中主要用于增溶或润湿等,常用的表面活性剂主要包括十二烷基硫酸钠、苯扎氯铵、吐温等。

膜剂的常用制备方法主要有两种:匀浆制膜法(涂膜法)和热塑制膜法。每种方法均有其优、缺点,方法的选择主要依赖于原料药物的性质以及最终产品的性能要求。

(1) 匀浆制膜法(涂膜法)是制备膜剂的主要方法之一。首先将成膜材料和其他辅料溶解在水或乙醇等溶剂中形成溶液;然后将药物分散或溶解在该溶液中制得浆液;将浆液均匀滩涂在载体上,形成一定厚度和宽度的涂层,工业大生产可使用涂膜机,实验室小量制备可采用刮板法;涂层通过烘箱等干燥设备挥干溶剂;最后经切割、包装即得。对于温敏性药物的膜剂制备,匀浆制膜法(涂膜法)是理想的制备方法,因为挥干溶剂所需要的温度比热塑制膜法低。

(2) 在热塑制膜法中,将原料药物和成膜材料通过螺杆挤出机将其混匀,并加热至熔融,然后通过滚筒混炼,热压成膜,最后经冷却、切割、包装即得。滚筒的长度将影响膜的厚度和强度。所有成分中均不得含有水或其他易挥发性溶剂,因为加热过程中这些溶剂易汽化产生气泡,从而影响膜剂的均匀性、强度和外观。该法的主要缺点是药物和辅料将经受高温,可能会导致成分的热分解。

膜剂外观应完整光洁、厚度一致、色泽均匀、无明显气泡。多剂量膜剂,分格压痕应均匀清晰,并能按压痕撕开。除另有规定外,膜剂应密封贮存,防止受潮、发霉和变质。包装材料应无毒,易于防止污染,方便使用,并不与药物或成膜材料发生反应。

三、实验仪器与试药

(1) 仪器:天平,烧杯,量杯,玻璃棒,玻璃板,恒温水浴锅,烘箱,尼龙筛,剪刀,钢尺等。

(2) 试药:养阴生肌散,PVA_{17-88},甘油,聚山梨酯80,冰片,达克罗宁,氢化可的松,维生素 B_2,羧甲基纤维素钠,淀粉等。

四、实验内容

养阴生肌膜

【处方】

养阴生肌散	2 g	PVA$_{17\text{-}88}$	10 g
甘油	1 mL	聚山梨酯80	5滴
纯化水	50 mL		

【制法】

(1) 取PVA$_{17\text{-}88}$加入85%乙醇浸泡过夜,滤过,沥干,重复处理一次,倾出乙醇,将PVA$_{17\text{-}88}$于60 ℃烘干,备用。

(2) 称取上述PVA$_{17\text{-}88}$10 g,置于三角瓶中,加纯化水50 mL,浸泡30 min使其溶胀,于90~100 ℃水浴上加热,使之溶化成胶液,补足水分,备用。

(3) 称取养阴生肌散(过七号筛)2 g,置乳钵中研细,加甘油1 mL,聚山梨酯80 5滴,继续研细,缓缓将PVA胶液加入,研匀,静置脱气泡后,备用。

(4) 取玻璃板(5 cm×20 cm),洗净,干燥,用75%乙醇揩擦消毒,再涂擦少许液状石蜡。用吸管吸取上述药液10 mL,倒于玻璃板上,摊匀,水平晾至半干,于60 ℃烘干。揭下药膜,即得。

【检查】

(1) 外观:是否完整、光洁,厚度是否一致,是否色泽均匀,无明显气泡。

(2) 重量差异:取供试品20片,精密称定总重量,求得平均重量,再分别精密称定各片的重量。每片重量与平均重量相比较,按规定(0.02 g以下至0.02 g:±15%;0.02 g以上至0.2 g:±10%;0.2 g以上:±7.5%),超出重量差异限度的不得多于2片,不得有1片超出限度的1倍。

【注解】

(1) 本品清热解毒。用于湿热性口腔溃疡、复发性口腔溃疡及疱疹性口腔炎。

(2) 成膜材料PVA$_{17\text{-}88}$,其分子量较大,溶解速度较慢。制备PVA胶液时,应先加适量的水,使其溶胀,然后置水浴加热使溶解。

口腔溃疡药膜

【处方】

公丁香酊	1 mL	冰片	0.5 g
达克罗宁	50 mg	氢化可的松	10 mg
维生素B₂	5 mg	羧甲基纤维素钠	0.5 g
淀粉	0.5 g	聚山梨酯80	0.5 mL
甘油	0.5 g	甜叶菊糖苷	适量
纯化水	50 mL		

【制法】

（1）取羧甲基纤维素钠、淀粉和甘油加适量水研磨成胶浆，加聚山梨酯80混匀，将维生素B₂、甜叶菊糖苷溶于适量水中，滤过，与上液合并。

（2）另取达克罗宁、氢化可的松、冰片溶解于适量乙醇中，与公丁香酊合并后，缓缓加入上述胶浆液中，搅匀，静置脱气泡后，备用。

（3）待气泡完全消失后摊涂于洁净的玻璃板上，50 ℃以下烘干，待完全干燥前用钢尺分格，然后继续进行烘干，即得。

【注解】

（1）本品消炎止痛。主要用于口腔溃疡、牙龈炎、牙周炎等；处方中羧甲基纤维素钠与淀粉为成膜材料，甘油为增塑剂，聚山梨酯80为增溶剂。

（2）平板玻璃必须洁净，用75％乙醇消毒后以液状石蜡涂擦，以便药膜干燥后易于脱下。

五、思考题

（1）处方中的甘油、聚山梨酯80、纯化水各有何作用？

（2）制备膜剂的操作要点有哪些？

（3）聚乙烯醇在使用前应如何处理？为什么？

实验十八　微囊的制备

一、实验目的

（1）掌握单凝聚法和复凝聚法制备微囊的方法；微囊粒径大小的表征方法。

（2）了解成囊条件，影响成囊的因素及控制方法。

二、实验原理

微囊是指固体或液体药物（囊心物）被辅料包封成的微小胶囊，制备微囊的过程称微囊化。微囊的粒径一般为 1~250 μm，根据粒径可分为亚微囊和纳米囊，粒径在 0.1~1 μm 的微囊称为亚微囊，粒径在 10~100 nm 的微囊称为纳米囊。根据临床需要，可将微囊制成片剂、胶囊剂、注射剂、眼用制剂、鼻腔用制剂、贴剂及喷雾剂等，微囊制备的制剂均应符合其制剂通则的相关要求。

微囊具有掩盖药物的不良气味与口味、液态药物固态化、减少复方药物的配伍变化、提高难溶性药物的溶解度和药物的生物利用度、改善药物的稳定性、降低药物的不良反应、延缓药物的释放、提高药物靶向性等优点。

囊心物的溶解度、囊材的溶解度和浓度、成囊温度、搅拌速度及 pH 等因素对成囊过程和成品质量均有重要影响，制备时应该严格把握成囊条件。微囊化方法的选择主要考虑囊心物的性质，囊材的选择要尽可能地满足囊心物性质的要求。

常用的囊材可分为天然材料、半合成材料、合成材料三类。① 天然材料包括明胶、白蛋白、壳聚糖、海藻酸盐、阿拉伯胶等。② 半合成材料包括乙基纤维素、羧甲纤维素盐、羟丙甲纤维素等。③ 合成材料分为在体内可生物降解与不可生物降解两类,可生物降解材料应用较广的有聚乳酸、聚氨基酸、乙交酯–丙交酯共聚物等;不可生物降解材料有聚酰胺、聚乙烯醇、丙烯酸树脂、硅橡胶等。此外,制备微囊时,还可加入适宜的润湿剂、乳化剂、抗氧化剂或表面活性剂等。

微囊的制备方法可归纳为物理化学法、物理机械法和化学法三类。① 物理化学法。又称相分离法,主要包括凝聚法、液中干燥法、溶剂–非溶剂法等。② 物理机械法。主要包括锅包衣法、喷雾干燥法、喷雾冻凝法及流化床包衣法等。③ 化学法。包括界面缩聚法和辐射交联法。下面将重点介绍凝聚法。

凝聚法是最早的微囊化方法之一,主要包括三个步骤,第一步是囊心物、囊材和分散介质三相体系的制备;第二步是囊材的沉积;第三步是囊材的固化。基于微囊化过程中使用成囊的材料的数量不同,凝聚法又可分为单凝聚法和复凝聚法。① 单凝聚法。是指微囊化中只使用一种成囊材料,将囊心物分散在囊材中,然后加入凝聚剂,或者通过改变温度等致使囊材的溶解度降低而凝聚形成微囊。② 复凝聚法。是利用两种具有相反电荷的亲水性高分子材料作为囊材,当两种相反电荷的胶体溶液混合时,因电荷中和而产生凝聚从而形成微囊。

微囊的质量评价包括有害有机溶剂的限度检查、形态、粒径及其分布的检查、载药量和包封率的检查、突释效应和渗漏率的检查等。

三、实验仪器与试药

(1) 仪器:恒温磁力搅拌器,水浴锅,乳钵,烧杯,温度计,显微镜,组织搅碎机,光学显微镜,低速台式离心机,超声仪等。

(2) 试药:薄荷油,明胶,阿拉伯胶,甲醛,醋酸,氢氧化钠,液状石蜡,纯化水,活性炭,EDTA,Span-80,异丙醇,戊二醛等。

四、实验内容

斑蝥素微囊

【处方】

斑蝥素	4 g	明胶	4 g
10%醋酸溶液	适量	60%硫酸钠溶液	适量
37%甲醛溶液	适量	纯化水	适量

【制法】

（1）明胶溶液的制备：取 4 g 明胶,加入 40 mL 纯化水,于 50 ℃水浴中溶解,搅匀。

（2）斑蝥素微囊的制备：取 4 g 斑蝥素混悬于明胶溶液中,置于 50 ℃恒温水浴中,缓慢地搅拌,用 10% 的醋酸调 pH 为 3.5～3.6,然后不断搅拌加入 20 mL 60% 的硫酸钠溶液,使其凝聚,从水浴中取出;待温度降至 30 ℃以下时,加入 200 mL 21.5% 硫酸钠稀释液,于 15% 的恒温水浴中搅拌,然后放置 24 h,倾去上清液;用 21.5% 硫酸钠溶液洗涤 3 次,按每毫升微囊液加 1 mL 37% 的甲醛固化,搅拌 15 min,滤过,用注射用水洗至 pH 为 7,冷冻干燥,密封贮存备用。

【检查】

（1）形态：取少量微囊混悬液,置于载玻片上,显微镜下观察微囊的形态并绘制微囊形态图。

（2）粒径大小及分布：采用光学显微镜法测量粒径大小及分布。至少需要测量 500 个微囊粒子,然后通过计算机软件计算其平均粒径。粒径分布数据常用各粒径范围内的粒子数或百分率表示;有时也可用跨距（span）表示,跨距越小分布越窄,即粒子大小越均匀。采用激光粒度仪测定粒径,根据粒径数据得出粒径平均值及分布图形,同时算出跨距,跨距越小分布越窄。跨距的公式为

$$跨距 = \frac{D_{0.9} - D_{0.1}}{D_{0.5}}$$

式中，$D_{0.9}$、$D_{0.1}$、$D_{0.5}$分别表示在粒径累积分布图中相对应于累积频率90%、10%、50%处的粒径。

如需作图，则将所测得的粒径分布数据，以粒径为横坐标，以频率（每一粒径范围的粒子个数除以粒子总数所得的百分率）为纵坐标，即得粒径分布直方图；以各粒径范围的频率对各粒径范围的平均值可作粒径分布曲线。

【注解】

（1）明胶为囊材，甲醛为固化剂，制备方法为单凝聚法。

（2）微囊化调节 pH 时，可一次性加入醋酸，以减少挥发。

（3）斑蝥素需微粉化，使粒径在 6~10 μm 范围，以便形成粒度适宜的微囊。

液状石蜡（薄荷油）微囊

【处方】

液状石蜡（薄荷油）	6 mL(2 mL)	明胶	5 g
阿拉伯胶	5 g	37%甲醛溶液	2.5 mL
10%醋酸溶液	适量	10%氢氧化钠溶液	适量
纯化水	适量		

【制法】

（1）明胶溶液的制备：取明胶 5 g，加适量水，于 60 ℃水浴中溶解，加水至 100 mL，搅匀。

（2）阿拉伯胶溶液的配制：取纯化水 80 mL 至小烧杯中加阿拉伯胶粉末5 g，加热至 80 ℃左右，轻轻搅拌使其溶解，加纯化水至 100 mL，搅匀备用。

（3）液状石蜡（薄荷油）乳的制备：取液状石蜡 6 mL（薄荷油 2 mL）与5%阿拉伯胶溶液 100 mL 至组织捣碎机中，乳化 1 min 即得乳剂。取乳剂一滴，至载玻片上镜检，绘制乳剂形态图。

（4）微囊的制备：将乳剂转移至 1000 mL 烧杯中，加 100 mL 明胶溶液，于 50~55 ℃水浴上慢慢搅拌；加 10%醋酸溶液调节 pH 为 4.0，使明胶凝聚；加入 400 mL 30 ℃的纯化水，待体系温度降为 32~35 ℃时，将微囊液置于冰浴搅拌降温至 10 ℃；加入 37%甲醛溶液 2.5 mL，搅拌 15 min；用 10%氢氧化钠溶液调节 pH 至 8.0~9.0，继续搅拌 20 min，观察至微囊析出为止；静置待微囊沉降，过滤干燥即得。

【检查】

（1）形态：取少量微囊混悬液，置于载玻片上，显微镜下观察微囊的形态并绘制微囊形态图。

（2）粒径大小及分布：采用光学显微镜法测量粒径大小及分布。

【注解】

（1）液状石蜡微囊主要用于年老体弱以及有高血压、疝气、痔、动脉瘤等的便秘患者，以免这些患者在排便时用力，加重病情。

（2）薄荷油是一种祛风药、芳香剂和调味料，用于皮肤黏膜能产生清凉的感觉，减轻不适和疼痛。薄荷油在西方国家通常用于治疗各种消化不良，缓解消化道痉挛。将薄荷油制成微囊，能够提高其稳定性，还能够形成缓控释制剂。

（3）所用水均应为纯化水，以免离子干扰凝聚。

（4）用10％醋酸溶液调pH时，应逐滴滴入，特别是当pH接近4左右时更应小心，并随时取样在显微镜下观察微囊的形成。

（5）用10％氢氧化钠液调节pH至8～9时，可增强甲醛与明胶的交联作用，使凝胶的网状结构孔隙缩小而提高热稳定性。

（6）甲醛可使囊膜的明胶变性固化，甲醛用量的多少能影响明胶的变性温度，亦即影响药物的释放快慢。

（7）当降温接近凝固点时，微囊容易粘连，故应不断搅拌并用适量水稀释。加入400 mL纯化水的目的主要是稀释凝聚囊，避免相互干扰，使其具有完整的外形。

（8）成囊时搅拌速度与囊粒大小密切相关，搅拌快、囊粒小，搅拌慢、囊粒大，但用明胶包囊不宜快速搅拌，否则会产生大量气泡，影响得率，还可加入几滴戊醇和辛醇作为消泡剂。

（9）乳剂制备时，如果没有组织捣碎机，也可在乳钵中采用干胶法制备。将阿拉伯胶置于干燥的乳钵内，略研；加入薄荷油研磨均匀；再加入纯化水，研磨至产生劈裂声，即成初乳。

活性炭微囊

【处方】

活性炭	1 g	明胶	2 g
纯化水	10 mL	EDTA溶液	25 mL
液状石蜡	50 mL	Span-80	适量
异丙醇	15 mL	戊二醛	10 mL

【制法】

（1）活性炭预处理：称取活性炭1 g，研磨，筛分粒径在0.1～0.2 μm范围的活性炭，加入25 mL EDTA溶液，在80 ℃水浴中恒温超声30 min，过滤，120 ℃减压烘干，备用。

（2）活性炭微囊的制备：称取处方量明胶，加水10 mL，恒温至55 ℃，1000 r/min搅拌使其充分溶胀，称取处方量活性炭加入上述明胶溶液中，55 ℃搅拌20 min成混悬液作为水相；取液状石蜡50 mL，加入Span-80混匀作为油相，继续搅拌15 min，加异丙醇15 mL脱水3 min，用戊二醛10 mL固化5 min，搅拌，于4 ℃放置2 h，异丙醇洗涤3次，过滤，水洗涤3次，过滤，干燥，即得。

【检查】

（1）形态：取少量微囊混悬液，置于载玻片上，显微镜下观察微囊形态并绘制微囊形态图。

（2）粒径大小及分布：采用光学显微镜法测量粒径大小及分布。

【注解】

（1）具有超薄半透膜的活性炭微囊可以使血液中的毒物分子透过微囊半透膜微孔而被活性炭吸附起到排毒作用。

（2）所用的水均为纯化水，以免离子干扰凝聚。

（3）以明胶作为囊材制备的微囊，在油/水两相搅拌的过程中，呈分散状态，以戊二醛固化后，微囊呈黑色，微囊外形圆整，粒径分布较均匀，分散性好。

五、实验结果与数据处理

（1）对微囊的外观进行显微镜观察，绘制微囊固化前后的形态图，并分析其不同之处。

（2）记录微囊的平均粒径。

六、思考题

（1）单凝聚法和复凝聚法制备微囊时，药物必须具备什么条件？

（2）复凝聚法制备微囊的过程中，影响微囊成型的主要因素有哪些？

实验十九　包合物的制备

一、实验目的

(1) 掌握饱和水溶液法制备包合物的工艺。

(2) 熟悉包合物形成的验证方法。

二、实验原理

包合物是一种分子囊,由一种形状大小适宜的分子(俗称客分子),全部或部分嵌入一定形状的大分子(主分子)的空穴中形成的特殊络合物。包合物的形成主要取决于主分子与客分子的立体结构和两者的极性,其稳定性依赖于两种分子间的相互作用力,如范德华力(包括定向力、诱导力与色散力)、氢键、疏水键与电荷迁移力等。

常用主分子是环糊精及其衍生物。环糊精为6~12个D-葡萄糖分子以1,4-糖苷键连接形成的环状低聚糖化合物,常见有α、β、γ三种,分别具有6、7、8个葡萄糖单体,其分子结构上具有一定大小的空穴,且环内疏水环外亲水。三种环糊精以β-环糊精最为常用,它在水中的溶解度最小,易从水中析出结晶,随着温度升高其溶解度增大。由于环糊精形成的空穴存在于单个分子内(不处于晶格中),因此当包合物溶解时并不分裂,在水溶液中仍以包合物的形式存在,这样大大减少了原来药物分子与周围环境的接触,从而改善了药物的稳定性。包合物根据主分子的构成可分为单分子包合物、多分子包合物和大分子包合物;根据主分子形成空穴的几何形状又分为笼状包合物、管状包合物和层状包合物。

符合下列条件之一的有机化合物,通常都可以与环糊精包合成包合物:药物分子的原子数大于5个,具有稠环的药物且其稠环数小于5个;药物的分子量在100~400范围;药物在水中的溶解度小于10 g/L;药物的熔点低于250 ℃。

药物制成包合物后,具有以下特点:① 增加药物的溶解度,提高生物利用度,如薄荷油、桉叶油包合后溶解度增加50倍。② 降低了药物的刺激性,掩盖药物的不良气味,如将六神丸中的蟾蜍、冰片等用环糊精包合后,降低了对黏膜的刺激性。③ 提高了药物的稳定性,对易受热、湿、光照等影响的药物,包合后可提高稳定性,如肉桂油形成环糊精包合物后稳定性明显提高。④ 减少挥发性成分损失,可使液体药物粉末化,如大蒜精油制成包合物后,刺激性和不良臭味减小,药物亦由液态变为白色粉末。⑤ 调节药物的释药速率,如将樟脑、薄荷脑与β-环糊精包合物制成吸入剂,可较均匀地释放。

环糊精包合物的制备方法包括饱和水溶液法、研磨法、冷冻干燥法和喷雾干燥法等,其中饱和水溶液法最常用。① 饱和水溶液法。是将环糊精制成饱和水溶液,药物(难溶性药物应先溶于有机溶剂中)按一定的比例加入,在一定温度下搅拌或振荡适当的时间,冷藏,滤过,洗涤,干燥,即得;该法适用于水溶性或水难溶性药物。② 研磨法。是取环糊精加入药物(难溶性药物应先溶于有机溶剂中)充分混匀,置研磨机中研磨成糊状,低温干燥洗涤,干燥,即得包合物。③ 冷冻干燥法。适用于制成包合物后易溶于水,且在干燥过程中易分解、变质的药物。④喷雾干燥法。适用于易溶于水,遇热性质稳定的药物包合物。影响环糊精包合作用的因素有环糊精与药物的比例(主、客分子比例)、药物的分子结构、药物的极性或缔合作用、其他药物或溶剂的取代等。

包合物的验证方法有:① X射线衍射法。晶体药物在用X射线衍射时显示该药物的结晶的衍射特征峰,而药物的包合物是无定形态,没有衍射特征峰的。② 薄层色谱法。将药物及其包合物分别用适当的同种溶剂溶解制成供试液,通过选择适当的溶剂系统,在同样的条件下进行薄层色谱展开,观察所得色谱图中药物对应的斑点位置有无斑点及斑点数,若药物与β-环糊精已形成包合物,则包合物色谱相应位置不出现斑点。③ 热分析法。包括差示热分析法(DTA)和差示扫描量热法(DSC),是鉴定药物和环糊精是否形成了包合物的常用验证方法。④ 红外光谱法。通过比较药物包合前后在红外区吸收的特征,根据吸收峰的变化情况(吸收峰的降低、位移或消失),证明药物与环糊精间的包合作用,并确定包合物的结构。⑤ 核磁共振谱法。从核磁共振谱上碳原子的化学位移大小,推断包合物的形成。⑥ 荧光光谱法。比较药物与包合物的荧光光谱,从曲线中吸收峰的位置和高度来判断是否形成包合物。⑦ 圆二色谱法。对有光学活性的药物,可分别作药物与包合物的Cotton效应曲线,即圆二色谱,从曲线的形状可判断包合与否。

三、实验仪器与试药

(1) 仪器:乳钵,量筒,烧杯,温度计,加热套,玻璃棒,水浴锅,布氏漏斗,干燥箱,天平,玻璃板,展开槽,锥形瓶、挥发油提取器等。

(2) 试药:薄荷油,丹皮酚,β-环糊精(水中溶解度为18.7 mg/mL),羟丙基β-环糊精(水中溶解度为100 mg/mL),硅胶G,0.3%羧甲基纤维素钠水溶液,正己烷,氯仿,香荚兰醛浓硫酸,石油醚,乙酸乙酯,纯化水,无水乙醇等。

四、实验内容

薄荷油β-环糊精包合物

【处方】

β-环糊精	4 g	薄荷油	1 mL
纯化水	50 mL	乙醇	5 mL

【制法】

称取β-环糊精4 g,置于100 mL具塞锥形瓶中,加入50 mL纯化水,加热溶解,降温至50 ℃,滴加薄荷油1 mL,50 ℃恒温搅拌2.5 h,冷却,有白色沉淀析出,待沉淀完全后过滤,用无水乙醇5 mL洗涤沉淀3次,至表面无油迹,抽滤至干,将包合物置于50 ℃干燥箱中干燥,称重,计算收率。

【检查】

(1) 薄层色谱分析(TLC)。

硅胶G板的制备:按硅胶G:0.3%羧甲基纤维素钠水溶液为1:3的比例调匀(于乳钵中研磨),铺板,110 ℃活化1 h,备用。

样品液的制备:取薄荷油β-环糊精包合物0.5 g,加95%乙醇2 mL溶解,过滤,滤液为样品a;薄荷油2滴,加95%乙醇2 mL溶解为样品b。

TLC分析:取样品a与b,点于同一硅胶板上,含15%石油醚的乙酸乙酯为展开剂,展开前将板置于展开槽中饱和 5 min,上行展开,1‰香荚兰醛硫酸液为显色剂,喷雾烘干显色。

（2）差热分析（DTA）。

样品的制备:β-环糊精为样品 a,薄荷油与 β-环糊精的物理混合物为样品 b,薄荷油的 β-环糊精包合物为样品 c。

DTA 条件:以 R-AL$_2$O$_3$ 为参比物,静态空气为气氛,量程为 ±100 uv,升温速度为 10 ℃/min,走纸速度为 10×60 mm/min,样品与参比物重量大致相等。

在此条件下用差示热分析仪测定样品 a、b、c 的相转变温度。

（3）薄荷油 β-环糊精包合物的收率

$$收率 = \frac{包合物量}{总药物量 + 环糊精量} \times 100\%$$

五、实验结果与数据处理

1. 包合物形成验证

（1）绘制 TLC 图,注明包合前后的特征斑点与 R_f 值的情况,说明包合物的形成。

（2）绘制 DTA 图,注明包合前后与混合物的峰形与峰温,说明包合物的形成。

2. 计算薄荷油包合物的收率

六、思考题

（1）饱和溶液法制备 β-环糊精包合物的关键是什么？应如何进行控制？

（2）制备包合物时,对客分子有何要求？

（3）除 TLC 与 DTA（或 DSC）可以证明形成包合物以外,还有哪些其他方法？

实验二十　脂质体的制备

一、实验目的

(1)掌握薄膜分散法制备脂质体的工艺。

(2)熟悉主动载药法制备脂质体药物;脂质体的质量评价。

二、实验原理

脂质体是由两亲性分子磷脂与(或不与)附加剂为骨架膜材制成的具有双分子层结构的闭合囊泡。脂质体按脂质体的结构和粒径可分为单室脂质体和多室脂质体;按脂质体性能可分为一般脂质体和特殊性能脂质体。

脂质体包封药物后的特点有:① 靶向性。为脂质体作为药物载体最突出的特征。载药脂质体进入体内可被巨噬细胞当作外界异物而吞噬,进而产生靶向性。② 缓释性。许多药物在体内由于被迅速代谢或排泄而使其体内作用时间短,将药物包封于脂质体中,可减少肾排泄和代谢而延长药物在血液中的滞留时间,使某些药物在体内缓慢释放,从而延长药物的作用时间。③ 降低药物毒性。药物被脂质体包封后,在肝、脾和骨髓等网状内皮细胞较丰富的器官中集中,而使药物在心、肾中的累积量比游离药物明显降低,从而降低药物的毒性。④ 细胞亲和性和组织相容性。脂质体结构类似生物膜,对正常细胞和组织无损害和抑制作用,有细胞亲和性与组织相容性,并可长时间吸附于靶细胞周围,使药物能透过靶细胞组织,脂质体亦可通过融合进入细胞内,经溶酶体消化释放药物。⑤ 保护被包封药物。不稳定的药物被脂质体包封后受到脂质体双层膜的保护,可提高稳定性。

脂质体的膜材主要为磷脂。磷脂包括天然的卵磷脂、脑磷脂、大豆磷脂以及合成磷脂,其中合成磷脂分为饱和磷脂与不饱和磷脂,常用的饱和磷脂包括二硬脂酰磷脂酰胆碱(DSPC)、二棕榈酰磷脂酰乙醇胺(DPPE)等,不饱和磷脂包括二油酰磷脂酰胆碱(DOPC)等。饱和度影响脂膜排列的紧密度,因而影响脂质体的稳定性。就水溶性药物而言,饱和磷脂相对于不饱和磷脂排列更加紧密,所制备的脂质体更加稳定,药物泄漏少。脂质体的附加剂主要有胆固醇、PEG和稳定剂等。

脂质体的制法有多种,需根据药物的性质或需要进行选择。① 薄膜分散法。操作简便,可形成多室脂质体,经超声处理后得到小单室脂质体,但包封率较低。② 注入法。将磷脂等膜材料溶于乙醚或乙醇中,在搅拌下慢慢滴于水性介质中,蒸去有机溶剂,继续搅拌,即可形成脂质体。③ 逆相蒸发法。将磷脂溶于氯仿/乙醚(1:3,v/v)中,再按3:1(v/v)比例与含药缓冲液混合,乳化,形成W/O乳剂,然后减压缓慢蒸去有机溶剂即可形成脂质体。该法对于水溶性药物可达60%包封率。④ 乳化-冻干法。以溶有磷脂(乳化剂)的环己烷/氯仿(3:1,v/v)为油相(O),溶有蔗糖等冻干保护剂缓冲溶液为水相(W),乳化形成乳剂,立即冻干,再水化冻干品,即形成脂质体。⑤ 透析法。采用水溶性表面活性剂将磷脂以胶束形式增溶于缓冲溶液,以等渗溶液透析去除表面活性剂,则形成脂质体,适于蛋白、多肽药物。

在制备载药脂质体时,根据药物装载的机理不同,可分为"主动载药"与"被动载药"两大类。所谓"主动载药",即通过脂质体内外水相的不同离子梯度进行载药,主要有H^+梯度(即pH梯度)、Cu^{2+}梯度、Mn^{2+}梯度等,该法适用于两性药物。所谓"被动载药"是指在形成脂质体过程中同时完成载药。对于脂溶性的、与磷脂膜亲和力高的药物,"被动载药"法较为适用。

评价脂质体质量的指标有粒径及分布、荷电性(ζ电位)、包封率、释药速率及结构稳定性等。脂质体的粒径、包封率是衡量脂质体内在质量的两个重要指标。粒径可以采用动态光散射(DLS)测定;包封率测定方法主要有阳离子交换树脂法、分子筛层析法、超速离心法、超滤法等。本实验采用阳离子交换树脂法去除游离药物,测定包封率。"阳离子交换树脂法"是利用离子交换作用,将荷正电的未包进脂质体中的药物(即游离药物),如本实验中的游离的小檗碱,被阳离子交换树脂吸附除去;而包封于脂质体中的药物(如小檗碱),由于脂质体荷负电荷,不能被阳离子交换树脂吸附,从而达到分离目的,用以测定包封率。

三、实验仪器与试药

（1）仪器：旋转蒸发仪，激光粒度仪，紫外–可见分光光度计，光学显微镜，恒温电磁搅拌器，50 mL 圆底烧瓶，5 mL 量筒，5 mL 注射器，磁搅拌子，5 mL 注射器筒，针筒式滤膜过滤器，0.8 μm 微孔滤膜，比色皿，阳离子交换树脂等。

（2）试药：豆磷脂酰胆碱，磷酸氢二钠，磷酸二氢钠，氯化钠，柠檬酸，柠檬酸钠，碳酸氢钠等。

四、实验内容

薄膜分散-挤出法制备空白脂质体

【处方】

豆磷脂	50 mg	无水乙醇	2 mL
磷酸盐缓冲液	适量	制备脂质体	5 mL

【制法】

（1）磷酸盐缓冲液（PBS,pH 7.4）的配制：称取磷酸氢二钠 0.994 g，磷酸二氢钠 0.36 g，氯化钠 7.6 g，加纯化水适量溶解，稀释至 1000 mL，即得。

（2）脂质体制备：① 称取处方量豆磷脂于 50 mL 圆底烧瓶中，加无水乙醇 2 mL，搅拌使溶解，置于旋转蒸发仪中，30 ℃减压旋转，除去有机溶剂，使磷脂在烧瓶壁形成薄膜。② 加入 4 mL PBS，30 ℃旋转 20 min，水化形成脂质体。③ 将脂质体分散液转移至 5 mL 量筒，加 PBS 至 5 mL，混匀，即得。④ 取 2 mL 脂质体，以 5 mL 注射器挤出，分别通过 0.8 μm 及 0.45 μm 微孔滤膜各 10 遍，进行整粒。

【检查】

（1）显微观察：以毛细管取少量未过膜脂质体样品，在油镜下观察，画出所见脂质体形态、结构，记录最多和最大的脂质体的粒径。再取少量挤出过膜脂质体样品，在油镜下观察，画出所见脂质体形态、结构，记录最多和最大的脂质体粒径。

（2）粒径测定：取 1 mL 过膜前及过膜后样品于比色皿，置于 Malvern Nano ZS90 激光粒度仪，在 25 ℃环境中以 DLS 检测粒径及分散指数（DPI）。

主动载药法制备硫酸小檗碱脂质体

【处方】

豆磷脂酰胆碱	30 mg	硫酸小檗碱溶液	3 mg/mL（溶于 PBS）
乙醇	2 mL	柠檬酸缓冲液	4 mL
碳酸钠缓冲液	1 mL	制成脂质体	6 mL

【制法】

（1）柠檬酸缓冲液（0.1 mol/L，pH 4）配制：称取柠檬酸（$C_6H_8O_7 \cdot H_2O$）13.76 g，柠檬酸钠（$Na_3C_6H_5O_7 \cdot 2H_2O$）10.15 g，置于 1000 mL 烧杯中，加水溶解，稀释至 1000 mL，混匀，即得。

（2）碳酸钠缓冲液（0.3 mol/L，pH 9）配制：称取 $NaHCO_3$ 25 g，置于 1000 mL 烧杯中，加水溶解并稀释至 1000 mL，混匀，即得。

（3）空白脂质体制备：称取磷脂 30 mg，置于 50 mL 圆底烧瓶中，加 2 mL 无水乙醇溶解，置于旋转蒸发仪中，30 ℃减压旋转，除去乙醇，当圆底烧瓶壁成膜后，加入等温的柠檬酸缓冲液 4 mL，旋转水化 20 min，充分水化，形成脂质体，所得脂质体溶液分别通过 0.8 μm 及 0.45 μm 微孔滤膜各 10 遍，进行整粒。

（4）主动载药：将过膜后脂质体转移至西林瓶中，置于恒温电磁搅拌器上，温度控制在 40 ℃，在 100 r/min 搅拌条件下，先加入 1 mL 小檗碱溶液（3 mg/mL），随后加入 1 mL $NaHCO_3$ 溶液，密封，继续恒温搅拌 20 min，随后立即用冷水降温，即得。

【检查】

1. 阳离子交换树脂分离柱的制备

称取已处理好的阳离子交换树脂适量，装于底部已垫有少量玻璃棉的 5 mL 注射器筒中，加入 PBS 水化阳离子交换树脂，自然滴尽 PBS，即得。

2. 柱分离度的考察

（1）硫酸小檗碱与空白脂质体混合液的制备：精密量取 1 mg/mL 硫酸小檗碱溶液 0.1 mL，置于小试管中，加入 0.2 mL 空白脂质体，混匀，即得。

（2）对照品溶液的制备：取（1）中制得的混合液 0.1 mL 置于 10 mL 量瓶

中,加入95%乙醇6 mL,振摇使之溶解,再加PBS至刻度,摇匀,过滤,弃去初滤液,取续滤液4 mL于10 mL量瓶中,加PBS至刻度,摇匀,得对照品溶液。

（3）样品溶液的制备：取（1）中制得的混合液0.1 mL至分离柱顶部,待柱顶部的液体消失后,放置5 min,仔细加入PBS(注意不能将柱顶部离子交换树脂冲散),进行洗脱(需2～3 mL PBS),同时收集洗脱液于10 mL量瓶中,加入95%乙醇6 mL,振摇使之溶解,再加PBS至刻度,摇匀,过滤,弃取初滤液,取续滤液为样品溶液。

（4）空白溶媒的配制：取95%乙醇30 mL,置于50 mL量瓶中,加PBS至刻度,摇匀,即得。

（5）吸光度的测定：以空白溶媒为对照,在345 nm波长处分别测定样品溶液与对照品溶液的吸光度,计算柱分离度(S)。S要大于0.95,公式为

$$S = \frac{1 - A_{sam}}{(A_{con} \times 2.5)}$$

式中,A_{sam}为样品溶液的吸光度,A_{con}为对照品溶液的吸光度,2.5为对照品溶液的稀释倍数。

3. 包封率的测定

精密量取硫酸小檗碱脂质体0.1 mL两份,一份置于10 mL量瓶中,按"柱分离度的考察"项下（2）进行操作,另一份置于分离柱顶部,按"柱分离度的考察"项下（3）进行操作,所得溶液于345 nm波长处测定吸收度A,按下式计算包封率

$$EE = \frac{A_L}{A_T} \times 100\%$$

式中,A_L为通过分离柱后收集脂质体中硫酸小檗碱的吸光度,A_T为硫酸小檗碱脂质体中总的药物吸光度。

【注解】

（1）薄膜分散-挤出法制备空白脂质体时除溶剂不宜过快,以形成尽量薄的磷脂膜。30 ℃水浴中搅拌水化20 min,以保证所有脂质水化而无脂质块。

（2）主动载药过程中,加药顺序一定不能颠倒,加3种液体时,随加随摇,确保混合均匀,保证体系中各部位的梯度一致。水浴保温时,也应注意随时轻摇,只需保证体系均匀即可,无需剧烈摇。在用冷水冷却的过程中,也应轻摇。

被动载药法制备硫酸小檗碱脂质体

【处方】

豆磷脂	50 mg	硫酸小檗碱	5 mg
无水乙醇	2 mL	PBS	适量
制成脂质体	5 mL		

【制法】

（1）硫酸小檗碱溶液的配制：称取 5 mg 硫酸小檗碱，加 5 mL PBS 配成溶液。

（2）制备小檗碱脂质体：以上述方法制备磷脂薄膜，加入硫酸小檗碱 PBS 溶液，30 ℃旋转 20 min，水化形成脂质体，所得脂质体溶液通过 0.8 μm 微孔滤膜 10 遍，进行整粒，即获得"被动载药"法制备的小檗碱脂质体。

【检查】

分别按照薄膜分散-挤出法制备空白脂质体和主动载药法制备硫酸小檗碱脂质体中的方法测定脂质体的形态、粒径以及包封率。

五、实验结果与数据处理

（1）绘制显微镜下脂质体的形态图，从形态上看，"脂质体""乳剂"和"微囊"有何差别。

（2）记录显微镜下测定的脂质体的粒径。

（3）计算柱分离度与包封率。

（4）以包封率为指标，评价"主动载药"与"被动载药"法制备硫酸小檗碱脂质体的优劣。

六、思考题

（1）以脂质体作为药物载体的特点有哪些？

（2）影响脂质体形成的因素有哪些？

（3）如何提高脂质体对药物的包封率？

（4）主动载药法适用于哪一类药物？

实验二十一　固体制剂溶出度的测定

一、实验目的

（1）掌握固体制剂溶出度测定的原理、方法与数据处理。

（2）熟悉溶出度测定的意义、溶出度测定仪的使用方法。

二、实验原理

溶出度是指活性药物在规定条件下从片剂、胶囊剂或颗粒剂等普通制剂中溶出的速率和程度，在缓控释制剂及透皮贴剂等制剂中称为释放度。固体制剂的溶出度测定是一种简单的体外实验法，是以实验为基础，以溶解为理论，并用数学分析手段处理溶出度实验数据，是研究制剂所含主药的晶型、粒度、处方组成、辅料品种和性质、生产工艺等保证制剂质量影响的方法。对于主药成分不易从制剂中释放，久贮后变为难溶物，在消化液中溶解缓慢，与其他成分共存易发生化学变化的药物，以及治疗剂量与中毒剂量接近的药物，均应做溶出度检查。

溶出度是体外评价样品质量，判断药物疗效的有效药学研究手段。药物的溶出首先要经过崩解（固体制剂转化成细颗粒过程），在崩解的基础上，药物以分子状态溶解于溶出介质，因此凡检查溶出度的制剂，不再进行崩解（或溶散）时限检查。固体制剂口服给药后，药物的吸收取决于药物从制剂中的溶出或释放、药物在生理条件下的溶解性以及在胃肠道的渗透性。由于药物的溶出和溶解对吸收具有重要影响，因此体外溶出度实验可预测其体内行为。

药物的溶出过程包括两个连续的阶段，首先是溶质分子从固体表面溶解，形成饱和层，溶质分子通过饱和层和溶液主体之间形成扩散层，然后在

对流作用下进入溶液主体内。固体制剂的溶出速度主要受扩散层的扩散控制,可用 Noyes-Whitney 方程表示

$$\frac{\mathrm{d}C}{\mathrm{d}t} = ks(C_s - C_t)$$

在漏槽条件下,$C_t \to 0$,则

$$\frac{\mathrm{d}C}{\mathrm{d}t} = ksC_s$$

式中,$\frac{\mathrm{d}C}{\mathrm{d}t}$ 为溶出速度,k 为溶出速度常数,s 为固体药物表面积,C_s 为药物的饱和浓度,C_t 为 t 时溶液的药物浓度。

根据 Noyes-Whitney 方程,下列因素会影响溶出速度:

（1）粒径。同一重量的固体药物,其粒径越小,表面积越大;对于同样的固体药物,孔隙率越大,表面积越大;对于疏水性较强的颗粒状或粉末状药物,为了减少和避免在溶出介质中结块,可加入润湿剂以改善固体粒子的分散度,增加溶出界面。

（2）温度。温度升高,药物的溶解度 C_s 增大,溶出介质的黏度降低,有利于扩散,从而加快药物的溶出速度。

（3）溶出介质的性质。常用的溶出介质有纯化水、不同浓度的盐酸、不同 pH 的缓冲液或在上述溶出介质中加入少量的表面活性剂。

（4）溶出介质的体积。当溶出介质的体积较小时,随着药物的不断溶解,溶液中的药物浓度升高,溶出速度变慢,逐渐偏离体内的实际溶出状态。因此在测定溶出速度时,应提供足够体积的溶出介质,一般要求所有样品全部溶出后的最终浓度应在样品溶解度的10%～20%才能达到保证实验结果准确性的漏槽条件。

（5）扩散系数。药物在边界层的扩散系数越大,溶出速度越快。在温度一定的条件下,扩散系数大小受溶出介质的黏度和药物分子大小的影响。

（6）扩散层的厚度。扩散层的厚度越大,溶出速度越慢。扩散层的厚度与搅拌程度有关,搅拌速度快,扩散层薄,溶出速度快。当测定溶出速度时,一定要控制搅拌速度,搅拌速度越快,药物的溶出速度越快。

三、实验仪器与试药

（1）仪器:溶出度测定仪,紫外分光光度计,高效液相色谱仪,分析天平,乳钵,10 mL 容量瓶,1 mL 移液枪,0.45 μm 微孔滤膜等。

（2）试药：牛黄解毒片，小儿清肺分散片，盐酸等。

四、实验内容

牛黄解毒片中黄芩苷溶出度的测定

1. 比较 A 值的测定

取样品 10 片，精密称定，计算平均片重 W，将称定的片子研细，再精密称取相当于 W 的量，置于 1000 mL 容量瓶中，加入人工胃液至足量，摇匀，置于 37 ℃水浴中，浸渍 24 h，不时振摇，取样，滤过，用紫外分光光度计在 276 nm 的波长处测定吸光度 A 的值。

2. 样品 A_i 的测定

参照《中华人民共和国药典》2020 年版四部中的"溶出度与释放度测定法"第二法测定（详见本实验后的拓展阅读），取人工胃液 1000 mL，加热至 37 ℃，置于溶出杯中，调节转篮转速为 100 r/min，将精密称定重量的药片一片（W_1）放在转篮内，以溶出介质接触药片时为零时刻开始计时，然后 10 min 取样一次，取样位置固定在转篮上端液面中间、距离杯壁 1 cm 处，每次取样 10 mL（立即补充 10 mL 溶出介质），将样品液过滤，用紫外分光光度计在 276 nm 的波长处测定吸光度 A_i 值。以 A_i/A 值计算每片的溶出度，绘制溶出曲线。

小儿清肺分散片中黄芩苷溶出度的测定

1. 高效液相法测定黄芩苷含量

色谱条件如下：① 色谱柱。DiamonsiL C_{18}（250 mm ×4.6 mm，5 μm）。② 流动相。甲醇:水:磷酸为 47:53:0.2。③ 检测波长。280 nm。④ 流速。1 mL/min。⑤ 进样量。10 μL。⑥ 理论板数按黄芩苷峰计算应不低于 2000。

2. 小儿清肺片的溶出度实验

参照《中华人民共和国药典》2020 年版四部中的"溶出度与释放度测定法"第二法测定（详见本实验后的拓展阅读），取小儿清肺片 6 片，加入 900 mL 的经脱气处理的人工肠液，转速为 75 r/min，温度为 37 ℃±0.5 ℃，分别于 5 min、10 min、15 min、20 min、30 min、40 min 精密吸取 5 mL 介质，0.45 μm 微孔滤膜滤过，取续滤液作为供试品溶液，同时补加同温介质 5 mL；另取小儿清肺片 20 片，研细，精密称取适量（相当于 1 片的平均重量），加入溶出介质超声处理 30 min，滤过，取续滤液作为对照液。取上述溶液，按上述项下色谱条件，分别测定黄芩苷的峰面积，用两者之比计算每片的溶出度，绘制溶出曲线。

五、实验结果与数据处理

1. 记录测定结果

将含量测定结果分别填于表 21-1 和表 21-2 中。

表 21-1   牛黄解毒片样品采集及吸光度测定值 A_i

编号	1	2	3	4	5	6	7	8	9	10	11
取样时间(min)	空白	10	20	30	40	50	60	70	80	90	100
吸光度 A_i											

表 21-2   小儿清肺分散片样品采集及峰面积测定值

编号		1	2	3	4	5	6	7
取样时间(min)		空白	5	10	15	20	30	40
黄芩苷峰面积								

2. 用普通坐标纸绘制溶出曲线

以累积溶出百分比对溶出时间逐一描点，用图估法拟合一平滑曲线，在累积溶出百分比 50% 处引出一条与 t 轴平行的直线，与溶出曲线相交于 A，过 A 点向 t 轴引垂线交于 t_1，此 t_1 即为 t_{50}，此值可供方差分析用。

六、思考题

（1）固体制剂进行体外溶出度测定的意义？哪些制剂应进行溶出度测定？

（2）影响溶出度测定结果的因素有哪些？

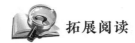 **拓展阅读**

溶出度测定

一、溶出仪

1. 构造

溶出度测试仪一般由箱体、控制系统、电气系统、水浴系统、传动系统、传感器、桨杆部件、转篮部件等部件组成,RC-806型溶出仪如图21-1所示。

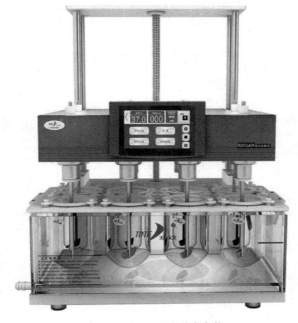

图21-1　RC-806型溶出仪

2. 使用方法

(1)给水浴箱注纯化水至水线标志。

(2)把电源线甩出端的圆形插头接在有地线的 AC220V 单相电网的电源插座中。

(3)开机:按下仪器面板左端的电源开关,水泵启动,水浴箱中的水开始流动,转速窗中,"预置"指示灯亮,数码显示计算机初始设定的预置转速为100 r/min;时钟窗中,"常规"指示灯亮,数码显示常规取样预置时间为1 h;温度窗中,"水温"指示灯亮,数码显示水浴箱中水的实际温度。

(4)温度控制:观察显示器的实际水温,若与要求的控制温度相差甚远,可适量更换水浴箱的水,以缩短达到恒温状态所需的时间。

(5)控温与预置:按一下"选择"键,"控温"和"预置"指示灯亮,"水温"指示灯灭,表示仪器进入自动控温状态,同时也进入了温度预置状态,数码管变为显示本机内部设定的初始预置温度37 ℃。用户可根据工作需要,以及对于水浴温度与杯内温度之差的具体经验,按动增温键"∧"和减温键"∨",调整预置温度。

(6)控温与水温:再按一次"选择"键,"控温"指示灯仍亮,"预置"指示灯灭,"水温"指示灯又亮,数码显示的是当前水浴的实际温度。

(7)重新预置:如果达到恒温后,发现杯内温度不符合要求,可第三次按动"选择"键,仪器复又进入"控温与预置"的状态后,进行温度的重新预置,再按一次"选择"键,复又进入"控温与水温"状态。这种调整预置温度的过程可以反复进行。

(8)时钟控制:选择键是一个三态键,但该键不控制"计时"指示灯的亮灭,只有转轴开始运行时,"计时"指示灯才亮。

(9)常规取样时间预置状态:开机后仪器便处于常规取样的预置状态,如果常规取样时间不是1 h,可按动增时键"∧"或减时键"∨",调整常规取样预置时间。

(10)周期取样时间预置状态:按一下"选择"键,"常规"指示灯灭,"周期"指示灯亮,数码显示5 min,仪器进入周期取样时间预置状态。如果不需周期取样,可不予理睬。如果需要调整周期取样时间,只要按动"增减键",便可达到要求。

(11)累积计时状态:再按一下"选择"键,"周期"指示灯灭,"常规"指示灯仍保持灭,仪器进入累积计时状态,如果"计时"指示灯处于灭的状态,数码显示为000,表示尚未开始溶出实验。如果"计时"指示灯亮,数码管显示的是自实验开始起到现在的累积时间。

(12)再次按动"选择"键时,"常规"指示灯亮,复又进入预置常规取样时间的状态,如此可反复循环,运行时,只要在原设定取样时间到达之前,可以重新调整取样时间,但重新设定的取样累积时间如果小于当前的计时值,则本次取样仍按原设定时间进行,重新设定的取样时间,只对以后的取样有效。

(13)数码显示可在000到9 h 59 min的范围内循环变化,当预置取样时间或累计计时时间超过 10 h,譬如为 12 h,可预置或计算 10 h 的时间,使之显示为 200 即可,当然,这需要人为记住已过去的 10 h。

（14）设定的常规取样或周期取样时间到后,蜂鸣器断续响 30 s,操作者应在该时间内完成取样。

（15）转速控制:① 如前所述,开机后转速控制进入的是 100 r/min 的预置状态,若需重新预置,只要按动增速键"∧"或减速键"∨"即可,数码显示可在 25~200 r/min 范围内循环变化。② 当准备工作就绪开始溶出实验时,请按一下"选择"键,则"预置"指示灯灭,"运行"和"计时"指示灯亮,数码显示的是当前转轴的实际转速,并迅速稳定在预置转速上。③ 注意:当再次按动"选择"键时,转轴停止,"运行"和"计时"指示灯灭,"预置"指示灯亮,重新进入转速预置状态,并且当再次启动转轴时,又重新从零开始计时,所以操作者一定要在实验前设定好预置转速,一旦正式开始实验,请不要触动转速窗上的"选择"键。

（16）取样针头上的黑橡胶套管是为了方便达到取样点而设置的定位标记,操作者可根据溶出杯的量自行进行调节或者取下。

（17）放水:当需要更换水浴箱中的水时,可在出水嘴上更换上附件箱中的放水管,便可放水。

3. 注意事项

（1）按动面板的"复位"键将使计算机复位,即温度窗恢复等待状态,只显示当前水浴实际温度;时钟窗恢复到常规取样时间的预置状态,但显示的是刚才显示的数值;转速窗恢复到转速预置状态,显示的也是刚才显示的数值,运行停止。因此,在正式进行溶出实验以后,请勿随意按动"复位"键,也不要随意按动转速窗上的"选择"键,否则转轴将停止转动。

（2）仪器使用完毕后,请把仪器及附件清洗干净,保持清洁。

二、溶出度测定方法

1. 第一法（篮法）

（1）转篮:分为篮体与篮轴两部分,均由不锈钢或其他惰性材料制成。篮体 A 由方孔筛网（丝径为 0.28 mm ± 0.03 mm,网孔为 0.40 mm ± 0.04 mm）制成,呈圆柱形,转篮内径为 20.2 mm ± 1.0 mm,上下两端都有封边。篮轴 B 的直径为 9.75 mm ± 0.35 mm,轴的末端连一圆盘,作为转篮的盖;盖上有一通气孔（孔径为 2.0 mm ± 0.5 mm）;盖边系两层,上层直径与转篮外径相同,下层直径与转篮内径相同;盖上的3个弹簧片与中心呈120°角。转篮装置的结构图如图21-2所示。

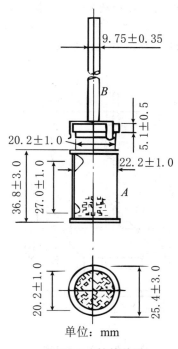

单位:mm

图21-2　转篮装置

（2）溶出杯:一般由硬质玻璃或其他惰性材料制成的底部为半球形的1000 mL杯状容器,内径为102 mm±4 mm(圆柱部分内径最大值和内径最小值之差不得大于0.5 mm),高为185 mm±25 mm;溶出杯配有适宜的盖子,盖上有适当的孔,中心孔为篮轴的位置,其他孔供取样或测量温度用。溶出杯置于恒温水浴或其他适当的加热装置中。

（3）篮轴与电动机相连,由速度调节装置控制电动机的转速,使篮轴的转速在各品种项下规定转速的±4%范围之内。运转时整套装置应保持平稳,均不能产生明显的晃动或振动(包括装置所处的环境)。转篮旋转时,篮轴与溶出杯的垂直轴在任一点的偏离均不得大于2 mm,转篮下缘的摆动幅度不得偏离轴心1 mm。

（4）仪器一般配有6套以上测定装置。

2. 第二法（桨法）

除将转篮换成搅拌桨外,其他装置和要求与第一法相同。搅拌桨的下端及桨叶部分可涂适当的惰性材料(如聚四氟乙烯)。桨杆对称度(及桨轴左侧距桨叶左边缘距离与桨轴右侧距桨叶右边缘距离之差)不得超过 0.5 mm,桨轴和桨叶垂直度 90° ± 0.2°;桨杆旋转时,桨轴与溶出杯的垂直轴在任一点的偏差均不得大于 2 mm;搅拌桨旋转时,A、B 两点的摆动幅度不得超过 0.5 mm。搅拌桨装置的结构图如图 21-3 所示。

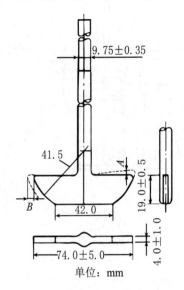

单位: mm

图 21-3　搅拌桨装置

3. 第三法(小杯法)

(1) 搅拌桨:桨杆的上部直径为 9.75 mm ± 0.35 mm,桨杆的下部直径为 6.0 mm ± 0.2 mm;桨杆对称度(即桨轴左侧距桨叶左边缘距离与桨轴右侧距桨叶右边缘距离之差)不得超过 0.5 mm,桨轴和桨叶垂直度为 90°±0.2°;桨杆旋转时,桨轴与溶出杯的垂直轴在任一点的偏离差均不得大于 2 mm;搅拌桨旋转时,A、B 两点的摆动幅度不得超过 0.5 mm。小杯法搅拌桨装置的结构如图 21-4 所示。

(2) 溶出杯:一般为由硬质玻璃或其他惰性材料制成的底部为半球形的 250 mL 杯状容器,其形状尺寸如图 21-5 所示。内径为 62 mm ± 3 mm(圆柱部分内径最大值和内径最小值之差不得大于 0.5 mm),高为 126 mm ± 6 mm,其他要求同第一法(2)。

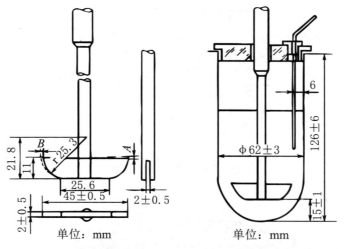

图21-4 小杯法搅拌桨装置   图21-5 小杯法溶出杯装置

（3）测定前，应对仪器装置进行必要的调试，使转篮或桨叶底部距溶出杯的内底部25 mm ± 2 mm。分别量取溶出介质置于各溶出杯内，实际量取的体积与规定体积的偏差应在 ±1%范围之内，待溶出介质温度恒定在37 ℃± 0.5 ℃后，取供试品6片（粒、袋），如为第一法，分别投入6个干燥的转篮内，将转篮降入溶出杯中；如为第二法，分别投入6个溶出杯内（当各品种项下规定需要使用沉降篮时，可将胶囊剂先装入规定的沉降篮内；品种项下未规定使用沉降篮时，如胶囊剂浮于液面，可用一小段耐腐蚀的细金属丝轻绕于胶囊外壳）。注意避免供试品表面产生气泡，立即按各品种项下规定的转速启动仪器，计时；至规定的取样时间（实际取样时间与规定时间的差异不得超过±2%），吸取溶出液适量（取样位置应在转篮或桨叶顶端至液面的中点，距溶出杯内壁10 mm处；需多次取样时，所量取溶出介质的体积之和应在溶出介质的1%之内，如超过总体积的1%时，应及时补充相同体积的温度37 ℃ ±0.5 ℃的溶出介质，或在计算时加以校正），立即用适当的微孔滤膜滤过，自取样至滤过应在30 s内完成。取澄清滤液，照该品种项下规定的方法测定，计算每片（粒、袋）的溶出量。

4. 第四法（桨碟法）

方法1：搅拌桨、溶出杯按溶出度测定法，但另用网碟组成其桨碟装置，如图21-6、图21-7所示。

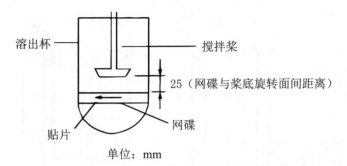

单位：mm

图21-6　桨碟法方法1装置

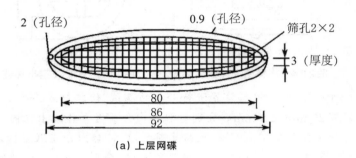

(a) 上层网碟

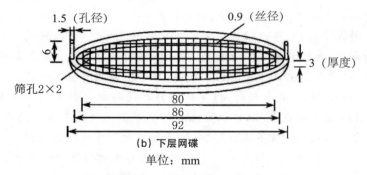

(b) 下层网碟

单位：mm

图21-7　桨碟法方法1网碟装置

方法2：搅拌桨、溶出杯按桨法，但另用透皮贴剂固定于溶出杯底部的不锈钢网蝶组成其桨蝶装置，如图21-8所示。

5. 第五法（转筒法）

溶出杯按桨法，但搅拌桨另用不锈钢转筒装置替代。组成搅拌装置的杆和转筒均由不锈钢焊接而成，应不影响被测位置的测定，如图21-9所示。

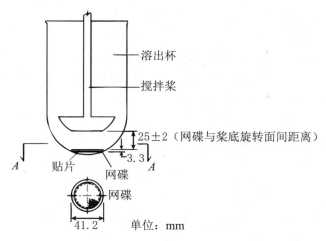

图21-8 桨碟法方法2装置

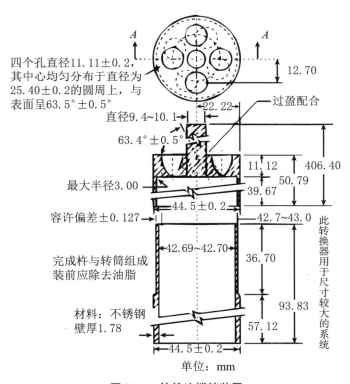

图21-9 转筒法搅拌装置

6. 注意事项

（1）溶出度仪的适用性及性能确认实验。除仪器的各项机械性能应符合上述规定外，还应用溶出度标准片对仪器进行性能确认实验，按照标准片的说明书操作，实验结果应符合标准片的规定。

（2）溶出介质。应使用各品种项下规定的溶出介质，除另有规定外，室温下体积为 900 mL，并应新鲜配制和经脱气处理；如果溶出介质为缓冲液，当需要调节 pH 时，一般调节 pH 至规定 pH±0.05 之内。

（3）取样时间。应按照品种各论中规定的取样时间取样，自 6 杯中完成取样的时间应在 1 min 之内。

（4）除另有规定外，颗粒剂或干混悬剂的投样应在溶出介质表面分散投样，避免集中投样。

（5）如胶囊壳对分析有干扰，应取不少于 6 粒胶囊，除尽内容物后，置于一个溶出杯内，按该品种项下规定的分析方法测定空胶囊的平均值，作必要的校正。如校正值大于标示量的 25%，实验无效。如校正值不大于标示量的 2%，可忽略不计。

实验二十二 经典恒温法预测药物的有效期

一、实验目的

掌握用化学动力学方法考察药物稳定性的原理;用经典恒温法预测药物有效期的方法。

二、实验原理

稳定是药物制剂的基本要求之一。制剂稳定性一般包括化学、物理和生物学三个方面。① 化学稳定性。是指药物由于水解、氧化等化学降解反应,使药物含量(或效价)、色泽产生变化。② 物理稳定性。主要是指制剂的物理性能发生变化,如混悬剂中药物颗粒结块、结晶生长,乳剂的分层、破裂,胶体制剂的老化,片剂崩解度、溶出速度的改变等。③ 生物学稳定性。一般是指药物制剂由于受微生物的污染,而使产品变质、腐败。药物制剂的分解变质会使疗效降低,甚至产生毒副作用,因此药物制剂的稳定性对制剂的安全、有效非常重要。

药物制剂稳定性实验的目的主要是考察制剂在环境因素(如湿度、温度、光线、包装材料等)和处方因素(如辅料、pH、离子强度等)的影响下随时间变化的规律,从而为药品的生产、包装、贮存、运输条件提供科学依据,同时通过实验建立药品的有效期。稳定性实验主要包括影响因素实验、加速实验与长期实验。影响因素实验一般用1批制剂进行;加速实验与长期实验要求用3批供试品进行;药物制剂供试品应是放大实验的产品,其处方与工艺应与大生产一致;药物制剂如片剂、胶囊剂,每批放大实验的规模,片剂至少应为10000片,胶囊剂至少应为10000粒;大体积包装的制剂如静脉输液等,每批放大规模的数量至少应为各项实验所需总量的10倍;特殊品种、特殊剂型所需数量,根据情况另定。

　　在实际研究工作中,需要确定药物有效期(或贮存期)时,室温留样考察法结果可靠,但所需时间较长(一般考察2~3年),而加速实验法(如经典恒温法等)可以在短时间内对有效期进行预测,特别对水溶液型制剂,预测结果有一定的参考价值。

　　经典恒温法预测药物有效期的理论依据包括化学动力学原理和Arrhenius经验方程。我们知道,药物的降解速度$\dfrac{\mathrm{d}C}{\mathrm{d}t}$与浓度的关系一般用式22-1表示。

$$\frac{\mathrm{d}C}{\mathrm{d}t} = kC^n \tag{22-1}$$

式中,k为反应速度常数;C为反应物的浓度;n为反应级数($n=0$时为零级反应;$n=1$时为一级反应;$n=2$时为二级反应,以此类推)。

　　反应级数是用来阐明反应物浓度对反应速度影响的大小。在药物制剂中,尽管有些药物的降解反应机制十分复杂,但多数制剂的降解均可按一级或伪一级反应进行处理。

　　一级反应速率与反应物浓度的一次方成正比,其速率方程为

$$-\frac{\mathrm{d}C}{\mathrm{d}t} = kC \tag{22-2}$$

　　计算后得浓度与时间关系为

$$\lg C = -\frac{kt}{2.303} + \lg C_0 \tag{22-3}$$

式中,$\lg C$与t之间呈线性关系,通过直线的斜率$\left(\dfrac{-k}{2.303}\right)$可求得$k$。

　　药物有效期一般常用降解10%所需的时间,记作$t_{0.9}$,将$C = 0.9C_0$代入式(22-3)可得

$$t_{0.9} = \frac{0.1054}{k} \tag{22-4}$$

　　由式(22-4)可见,恒温时,$t_{0.9}$与反应物浓度无关。

　　按照上述化学动力学原理,可根据不同药物的稳定程度选取几个较高的实验温度,测定各温度下的药物浓度随时间的变化,以药物浓度或浓度的其他函数对时间作图,确定药物降解的反应级数,并求出各实验温度下的反应速率常数k。

　　Arrhenius根据大量的实验数据,提出了著名的Arrhenius经验公式,即反应速率常数k与温度T之间的关系式为

$$k = A\mathrm{e}^{\frac{-E_a}{RT}} \tag{22-5}$$

式中,A为频率因子,E_a为活化能,R为气体常数。

上式取对数可得

$$\lg k = -\frac{E_a}{2.303RT} + \lg A \qquad (22\text{-}6)$$

根据 Arrhenius 方程以，$\lg k$ 对 $\frac{1}{T}$ 作图可得一直线，由线性方程可求出室温时的反应速度常数（$k_{25℃}$）。将 $k_{25℃}$ 代入公式(22-4)就可预测出该药物的有效期 $t_{0.9}$。

三、实验仪器与试药

（1）仪器：超级恒温水浴，容量瓶，碘量瓶，移液管，滴定管。
（2）试药：青霉素 G 钠盐，磷酸氢二钠，淀粉指示液，氢氧化钠，枸橼酸，盐酸，醋酸，碘，硫代硫酸钠，醋酸缓冲液(pH 4.5)。

四、实验内容

青霉素 G 钠盐溶液的有效期预测

1. 枸橼酸–磷酸氢二钠缓冲液(pH 4.0)的配制

取枸橼酸 21 g 或无水枸橼酸 19.2 g，加水使溶解成 1000 mL，置于冰箱内保存（甲液）；取磷酸氢二钠 71.63 g，加水使溶解成 1000 mL（乙液）；取上述甲液 614.5 mL 与乙液 385.5 mL 混合，摇匀，即得。

2. 青霉素 G 钠盐溶液的配制

取青霉素 G 钠盐 0.8 g 精密称定，置于 1000 mL 容量瓶中，用枸橼酸–磷酸氢二钠缓冲液(pH 4.0)定容。

3. 青霉素 G 钠盐浓度的测定

用 5 mL 移液管定量吸取 5 mL 样品溶液各 2 份，置于洁净的碘量瓶中备用。

（1）1 份加入 1 mol/L 氢氧化钠 5 mL，放置 15 min 后加入 1 mol/L 盐酸 5 mL，醋酸缓冲液(pH 4.5)10 mL，摇匀，精密加入 0.01 mol/L 碘液 10 mL，

在暗处放置 15 min,立即用 0.005 mol/L 硫代硫酸钠溶液回滴,以 2 mL 淀粉试液为指示剂,滴至溶液蓝色消失,记录所用硫代硫酸钠溶液的体积为 b mL。

（2）另一份直接加入醋酸缓冲液(pH 4.5)10 mL,摇匀,精密加入 0.01 mol/L 碘液 10 mL,暗处放置 15 min,立即用 0.005 mol/L 硫代硫酸钠溶液回滴,以 2 mL 淀粉试液为指示剂,滴至溶液蓝色消失,记录所用硫代硫酸钠溶液的体积为 a mL。

（3）由 a-b 求得样品实际消耗碘液的毫升数。

4. 恒温加速实验

取 500 mL 干燥的碘量瓶 4 个,分别量取 100 mL 青霉素 G 钠盐溶液,并转移至碘量瓶中。将 4 个装有青霉素 G 钠盐溶液的碘量瓶分别置于 30 ℃、35 ℃、40 ℃、45 ℃的恒温水浴中恒温加热。立即用 5 mL 移液管从每一温度的溶液中吸出 2 份溶液,每份 5 mL,分别置于另外 2 个碘量瓶中,立即冷却,同时记录取样时间,并参照实验步骤 3 中的含量测定方法测定样品中青霉素 G 钠盐的浓度。以后每隔一定时间取样 1 次并测定含量,每个温度共取样 5 次,方法同上,取样时间间隔需视温度而定,温度高,间隔时间宜短,一般实验温度 30 ℃时间隔 60 min,35 ℃间隔 30 min,40 ℃间隔 20 min,45 ℃间隔 15 min。

【注解】

青霉素 G 钠盐在水中迅速水解破坏,残余未破坏的青霉素 G 钠盐可用碘量法测定,即先用氢氧化钠溶液处理,再经酸化生成青霉噻唑酸,后者可被碘氧化,然后用碘液定量氧化,过量的碘用硫代硫酸钠标准溶液回滴(淀粉作指示剂)。反应方程式如下随着青霉素 G 钠盐溶液放置时间增长,残余未破坏的青霉素 G 钠盐越来越少,故碘液消耗量也相应减小。实验表明:以碘液消耗量(毫升数)(它是残余青霉素 G 钠盐浓度的函数)的对数对时间作图,如为一直线,即表明青霉素 G 钠盐的降解为一级反应。因为该反应与 pH 有关,故实际上为伪一级反应。

五、实验结果与数据处理

1. 数据记录

将青霉素 G 钠盐溶液的有效期测定结果填入表22-1中。

表22-1 青霉素 G 钠盐溶液的有效期测定结果

温度(℃)	t(min)	a(mL)	b(mL)	$a-b$	$\lg(a-b)$	线性方程
	0					
	60					
30	120					
	180					
	240					
	0					
	30					
35	60					
	90					
	120					
	0					
	20					
40	40					
	60					
	80					
	0					
	15					
45	30					
	45					
	60					

2. 数据处理

（1）以不同温度下的 $\lg(a-b)$ 对时间 t 作图，得一直线，斜率为 $slope$。根据 $slope=\dfrac{-k}{2.303}$ 可以求出各温度下的反应速度常数 k。

（2）以 $\lg k$ 对各温度（绝对温度）的倒数 $\dfrac{1}{T}$ 作图，由 $\lg k=-\dfrac{E_a}{2.303RT}+\lg A$ 得一直线，从直线上可求出室温 25 ℃对应的 $k_{25\text{℃}}$ 值。由一级反应中 $t_{0.9}=\dfrac{0.1054}{k}$，可计算出青霉素 G 钠盐溶液的有效期 $t_{0.9}$。

（3）数据处理结果填入表 22-2 中。

表 22-2　青霉素 G 钠盐溶液的有效期数据处理结果

温度	T	$\dfrac{1}{T}$	k	$\lg k$	线性方程
45 ℃					
40 ℃					
35 ℃					
30 ℃					
25 ℃					

六、思考题

（1）青霉素 G 盐为什么通常制成注射用无菌粉末，而不制成溶液型注射剂？

（2）经典恒温加速实验法预测药物有效期的理论依据是什么？具体的实验步骤是什么？

（3）从制剂稳定性角度考虑，青霉素 G 钠盐在临床应用中应注意些什么？

实验二十三　丹皮酚的提取及包合物的制备

一、实验目的

（1）掌握牡丹皮中丹皮酚的提取方法；饱和水溶液法制备包合物的工艺。

（2）熟悉包合物的验证方法。

（3）了解环糊精的性质及包合物的其他制备方法。

二、实验原理

牡丹皮是一种常用中药，性微寒，味辛，无毒，入心、肝、肾三经。丹皮酚是牡丹皮的主要活性成分之一，化学名为2-羟基-4-甲氧基苯乙酮，为白色或微黄色有光泽的针状结晶，熔点为49～51 ℃，气味特殊、味微辣，易溶于乙醇和甲醇，在热水中溶解，不溶于冷水。牡丹皮中丹皮酚的提取方法主要有水蒸气蒸馏法、煎煮法、乙醇提取法、CO_2超临界流体萃取法等。水蒸气蒸馏法具有操作简单、得率高、生产成本低的优点，是丹皮酚提取的常用方法。

包合物是指一种分子被全部或部分包合于另一种分子的空穴结构内形成的复合物。包合材料（称为主分子）具有较大的空穴结构，足以将药物（称为客分子）容纳在内。药物作为客分子与包合材料分子形成包合物后，能显著增大药物的溶解度，提高稳定性，使液态药物粉末化，可防止挥发性成分挥发，掩盖药物的气味或味道，调节药物释放速率，提高生物利用度，以及降低药物的毒副作用等。

常用的包合材料为环糊精及其衍生物。环糊精系淀粉用嗜碱性芽孢杆菌培养得到的环糊精葡聚糖转位酶作用后形成的产物，是由6～12个D-葡萄糖分子以1,4-糖苷键连接的环状低聚糖化合物，为水溶性、非还原性的白色结晶性粉末。常见的环糊精有 α、β、γ 三种,它们的空穴内径与物理性质有很大差别。其中,β-环糊精(β-CD)的空穴内径为 0.7~0.8 nm,20 ℃水中溶解度为 18.5 g/L,随着温度升高,其溶解度增大,在 40 ℃、60 ℃、80 ℃、100 ℃时的溶解度分别为 37 g/L、80 g/L、183 g/L、256 g/L,这一性质为采用饱和水溶液法制备包合物提供了有利条件。

包合物的制备方法主要有饱和水溶液法、研磨法、超声波法、冷冻干燥法和喷雾干燥法等。饱和水溶液法最为常用,也称为重结晶法或沉淀法,先将包合材料制成饱和水溶液,加入药物,对于水不溶性药物,可先溶于少量有机溶剂,再注入包合材料的饱和水溶液,一定温度下搅拌至包合物形成,用适当方式(如冷藏、浓缩、加沉淀剂等)使包合物析出,过滤、洗涤、干燥即得。可通过薄层色谱法、热分析法、X 射线衍射法、红外光谱法、溶解度及溶出度测定等方法验证包合物的形成。

由于丹皮酚具有易挥发、水溶性差以及胃肠道黏膜刺激性等特性,影响了其在制剂中的稳定性和体内生物利用度。因此本实验首先采用水蒸气蒸馏法从牡丹皮中提取丹皮酚,然后采用包合技术将丹皮酚制备成包合物,并对包合物进行验证。

三、实验仪器与试药

(1) 仪器:集热式磁力搅拌器,小型粉碎机,扫描电镜,高效液相色谱仪,循环水式真空泵,智能溶出实验仪,具塞锥形瓶,量筒,烧杯,圆底烧瓶,布氏漏斗,展开槽,干燥箱,硅胶 G 薄层板,挥发油提取器,水浴,电炉,分析天平等。

(2) 试药:牡丹皮,β-环糊精,无水乙醇,氯化钠,环己烷,甲醇,乙酸乙酯,石油醚,丹皮酚对照品,盐酸,三氯化铁等。

四、实验内容

1. 丹皮酚的提取

取牡丹皮药材 50 g,加 20 倍量水(1000 mL),浸泡 1 h,加热蒸馏,接收 12 倍量蒸馏液,冷藏静置 24 h,抽滤,得到丹皮酚结晶;滤液加 5% NaCl,重蒸馏,接收2倍量蒸馏液,冷藏静置24 h,抽滤得结晶,合并结晶得总丹皮酚,干燥,称重,计算收率。

2. 丹皮酚包合物的制备

称取丹皮酚1 g,加入适量95％乙醇,水浴加热使溶解;另称取10 g β-环糊精置于三颈烧瓶中,加水150 mL加热溶解制成近饱和溶液;在60 ℃温度下,将丹皮酚乙醇液以每分钟2滴的速度缓慢滴加至β-环糊精溶液中,待无水乙醇挥干后将三颈烧瓶密封;继续恒温水浴加热并搅拌4.5 h,取出,降至室温后置于冰箱内冷藏24 h析晶,过滤得包合物,用少量纯化水洗涤,置于真空干燥箱中50 ℃以下干燥,得白色疏松状包合物粉末,再用适量石油醚洗涤,挥去石油醚,称重,即得。

3. 包合物的验证

(1) 薄层色谱鉴别。

称取包合物100 mg,置于具塞离心管中,加石油醚(60~90 ℃)10 mL,超声20 min,离心(2000 r/min)10 min,倾出石油醚提取液备用;残渣加无水乙醇10 mL,超声20 min,离心(2000 r/min)10 min,倾出无水乙醇提取液备用。另取10 mg丹皮酚对照品,加无水乙醇10 mL溶解,作为对照品溶液;再取β-环糊精约90 mg,加无水乙醇使其溶解,备用。分别取以上4种溶液各10 μL点于同一块硅胶G薄层板上,以环己烷-乙酸乙酯(3:1)为展开剂展开,取出,晾干,喷以盐酸酸化的5％三氯化铁乙醇溶液,加热显色。

(2) 扫描电镜。

通过扫描电镜观察β-环糊精、丹皮酚结晶以及丹皮酚β-环糊精包合物的晶体状态变化。

(3) 溶解度的测定。

称取丹皮酚与丹皮酚包合物各3份,分别置于装有纯化水的玻璃瓶中密封,振摇,溶解达平衡后,0.45 μm微孔滤膜过滤,精密量取20 μL,进高效液相色谱仪[以十八烷基硅烷键合硅胶为填充剂;以甲醇-水(45:55)为流动相;检测波长为274 nm,理论板数按丹皮酚峰计算应不低于5000],测定溶液的丹皮酚含量。

(4) 标准曲线的绘制和溶出度的测定。

标准曲线的绘制:精密称取丹皮酚对照品250 mg,加甲醇制成每1 mL含50 μg的溶液。分别吸取0.5 mL、1 mL、2 mL、3 mL、4 mL、5 mL至10 mL量瓶中,加入甲醇定容。吸取各样品溶液20 μL,进高效液相色谱仪[以十八烷基硅烷键合硅胶为填充剂;以甲醇-水(45:55)为流动相;检测波长为274 nm,理论板数按丹皮酚峰计算应不低于5000]测定溶液的丹皮酚含量。以丹皮酚的峰面积对浓度绘制标准曲线。

溶出度的测定:分别称取80.3 mg、60.2 mg丹皮酚和1.01 g、0.75 g包合物各1份,按《中华人民共和国药典》中"溶出度与释放度测定法"项下的桨法操作,以0.1 mol/L的盐酸溶液900 mL为溶出介质,水浴温度37.5 ℃±0.5 ℃,转速为100 r/min,于5 min、10 min、15 min、20 min、25 min、30 min、35 min、40 min、60 min时取样,取样量为10 mL,用0.45 μm的微孔滤膜滤过。同时补加10 mL同温介质,吸取样品溶液20 μL,进高效液相色谱仪[以十八烷基硅烷键合硅胶为填充剂;以甲醇-水(45:55)为流动相;检测波长为274 nm,理论板数按丹皮酚峰计算应不低于5000]测定溶液丹皮酚含量,计算累积溶出百分率。

4. 操作要点和注意事项

(1)本实验优选的最佳工艺条件中,主客分子质量比与文献报道一致,为10:1。但文献报道包合的最佳时间有1.5 h、3 h、5 h不等,包合温度在45~60 ℃不等,部分与本实验结果不一致,可能与实验其他条件控制有关。

(2)丹皮酚只有在分子状态时才能很好地被包合,因此需要以适当的溶剂来分散。丹皮酚溶于乙醇、乙醚、丙酮、氯仿、苯和二硫化碳等溶剂,但从安全的角度考虑,乙醇较合适,且乙醇能充分地分散于水溶液,故本实验采用乙醇为溶剂。通过对乙醇用量的考察发现6倍量以上的乙醇能充分溶解丹皮酚,考虑到乙醇加入会影响包合,故确定用6倍量乙醇溶解丹皮酚。

(3)丹皮酚易溶于石油醚,而其包合物不溶于石油醚,但可以溶于乙醇,因此在薄层色谱鉴别实验中,先用石油醚提取,再用乙醇提取,石油醚液中未见丹皮酚的斑点,而乙醇提取物中有丹皮酚的斑点,从而确保包合物已经形成,而非表面吸附。

五、思考题

(1)本实验采用饱和水溶液法及研磨法制备包合物,还有哪些方法可以制备包合物?各有何优缺点?

(2)饱和水溶液法及研磨法制备包合物的关键是什么?如何设计才能提高包封率?

实验二十四　黄芩胶囊的制备工艺及质量研究

一、实验目的

（1）掌握胶囊剂的制备方法。

（2）熟悉运用正交实验设计法优选药物提取工艺的方法；正交实验数据的极差分析与方差分析方法；分光光度法测定黄芩苷含量及薄层色谱鉴别实验操作技能。

（3）了解胶囊剂的质量检查内容。

二、实验原理

黄芩是唇形科植物黄芩，属多年生草本植物，其根可入药，性寒味苦，具有清热燥湿、泻火解毒的功效，是临床常用的一种清热类中药。黄芩药材中主要含有黄芩苷、黄芩素和汉黄芩素等有效成分，其中黄芩苷的含量较高，是黄芩发挥药效的主要成分之一。黄芩苷具有抗微生物、抗病毒、利胆、保肝和解痉等作用，具有较强的抗癌作用，还能吸收紫外线，清除氧自由基，抑制黑色素的生成，是一种很好的功能性美容化妆品原料，具有较高的开发利用前景。

目前市售黄芩苷制剂主要为口服制剂，在口服制剂中由于胶囊剂具有掩盖药物不良臭味，增加患者顺应性，提高药物稳定性等优点，因此，本实验以黄芩为对象，以黄芩苷得率为指标，在单因素实验的基础上采用正交实验对水提工艺进行优化；并对黄芩胶囊的处方进行筛选；最后对制得的胶囊进行质量评价。

三、实验仪器与试药

（1）仪器：紫外分光光度计，崩解仪，循环水式真空泵，电炉，具塞锥形瓶，量筒，烧杯，圆底烧瓶，布氏漏斗，展开槽，干燥箱，硅胶 G 薄层板，聚酰胺薄膜，分析天平等。

（2）试药：黄芩，黄芩苷标准品，甲醇，乙醇，淀粉，糊精，微晶纤维素，乙酸乙酯，氯化钠，醋酸，醋酸钠，羧甲基纤维素钠，丁酮，甲酸，纯化水等。

四、实验内容

1. 黄芩苷含量测定

精密称取黄芩苷标准品40 mg，加入少量甲醇溶解后，定量转移至50 mL容量瓶中，加甲醇定容到50 mL，即得浓度为0.8 g/L的黄芩苷标准品溶液，分别取黄芩苷标准品溶液0.05 mL、0.1 mL、0.2 mL、0.4 mL、0.6 mL、0.8 mL和1 mL，置于50 mL容量瓶中，加纯化水定容到50 mL，配制成每毫升含1 μg、2 μg、4 μg、8 μg、12 μg、16 μg和20 μg的样品7份，以水为空白对照，在紫外分光光度计278 nm处测定吸光度。以吸光度为纵坐标，质量浓度为横坐标，绘制标准曲线。

黄芩饮片60 ℃干燥，粉碎后过40目筛，采用煎煮法，按实验料液比加入纯化水，煮沸提取黄芩苷，煎煮一定时间后，用纱布过滤，获得提取液。按适当比例稀释后在278 nm处测定吸光度值，计算黄芩苷的含量，最后计算黄芩苷的提取率。

2. 黄芩提取工艺

（1）单因素实验。

提取时间对提取效率的影响：精密称取6份均为1 g的黄芩粉分别置于不同的锥形瓶中并加入25 mL纯化水，加热至沸，分别微沸20 min、30 min、40 min、60 min、90 min和120 min后，纱布过滤，测定黄芩苷的含量。考察提取时间对黄芩苷提取率的影响。

提取次数对提取效率的影响：称取4份均为1 g左右的黄芩粉，置于不同的锥形瓶中,加入 25 mL 纯化水,加热至沸。微沸 50 min 后,滤液纱布过滤,药渣再次进行提取,以此方法重复操作,分别测定提取 1 次、2 次、3 次和 4 次后的混合滤液中黄芩苷的含量。

加水量对提取效率的影响:称取 5 份均为 1 g 左右的黄芩粉,置于不同的锥形瓶中,分别加入质量为原料 4 倍、6 倍、8 倍、10 倍、15 倍的纯化水,加热至沸。微沸 50 min 后,纱布过滤,测定黄芩苷的含量。观察不同料液比对黄芩苷提取率的影响。

(2)正交实验。

取黄芩药材 50 g,按表 24-1 所示以加水量、提取时间、煎煮次数为因素,参照单因素实验结果,每个因素选取 3 个水平,以黄芩苷得率为考察指标,按照表 24-2 安排的 $L_9(3^4)$ 正交实验条件,加入一定倍量水,煎煮一定时间,提取一定次数,煎液滤过,滤液合并,测定黄芩苷的含量,将实验测定结果填入表 24-2 中,得出黄芩水煎煮提取的最佳工艺条件。

表 24-1　正交实验因素水平表

水平	A 加水量(倍)	B 提取时间(h)	C 提取次数(次)
1			
2			
3			

表 24-2　正交实验表及结果

试号	A	B	C	D	黄芩苷得率
1	1	1	1	1	
2	1	2	2	2	
3	1	3	3	3	
4	2	1	2	3	
5	2	2	3	1	
6	2	3	1	2	
7	3	1	3	2	
8	3	2	1	3	
9	3	3	2	1	

试号	A	B	C	D	黄芩苷得率
K_1					
K_2					
K_3					
R					

（3）黄芩提取物的制备。

按照正交实验优选出的最佳工艺提取制得的黄芩提取物。

3. 胶囊处方筛选

（1）填充剂的选择。

选用淀粉、糊精、微晶纤维素等填充剂，考察各填充剂与黄芩提取物混合后对成型率、吸湿性和流动性的影响，优选适宜辅料。

成型率：取黄芩提取物 5 g 3 份，采用等量递增法分别加入淀粉、糊精、微晶纤维 10 g，混匀，制粒，测定其成型率。

吸湿性：将称量瓶烘干至恒重，冷却后再称重，向已恒重的称量瓶底部放入厚约 2 mm 的颗粒，称重后置于含有 NaCl 过饱和溶液的干燥器内（称量瓶盖打开），于 25 ℃保存，定时称量，按下式计算各时间吸湿率，结果填入表 24-3 中。

$$吸湿率 = \frac{吸湿后颗粒重量 - 吸湿前颗粒重量}{吸湿前颗粒重量} \times 100\%。$$

表24-3　颗粒吸湿率(%)

时间(h)	淀粉	糊精	微晶纤维
0			
2			
6			
12			
24			
36			
48			
60			
72			

流动性：采用固定圆锥底法，即将圆锥底置于无振动的平面上，圆锥底上可有边缘以利于粉末的滞留，可通过仔细调整圆锥的高度以得到对称性好的粉体圆锥。根据休止角计算公式（$\tan\theta = \dfrac{圆锥高度 H}{圆盘半径 R}$），求得 θ 值。休止角越小，表明颗粒的流动性越好，越能满足生产要求。

（2）润湿剂的选择。

考察不同浓度的乙醇对黄芩提取物黏附性的影响。取黄芩提取物 5 g，加淀粉 10 g，按照"混合→制软材→干燥→整粒"的步骤处理，计算颗粒得率，结果填入表 24-4 中。

表 24-4　不同浓度乙醇的制粒结果

乙醇浓度	软材性状与过筛情况	得率
95％		
85％		
75％		
65％		

（3）胶囊型号的选择。

根据堆密度实验及试装法，测定所制备胶囊内容物的平均堆密度。对同批胶囊内容物，选择不同型号胶囊壳进行实验，0 号胶囊容积（±10％容积）为 0.75 mL，1 号胶囊容积（±10％容积）为 0.55 mL，2 号胶囊容积（±10％容积）为 0.40 mL，3 号胶囊容积（±10％容积）为 0.30 mL，4 号胶囊容积（±10％容积）为 0.25 mL，5 号胶囊容积（±10％容积）为 0.15 mL，测定结果填入表 24-5 中。

表 24-5　胶囊型号选择结果

胶囊型号	成品量（粒）	每粒装颗粒量（g）
0 号		
1 号		
2 号		
3 号		
4 号		
5 号		

4. 黄芩胶囊的制备

取黄芩提取物 5 g,根据上述实验结果,确定最佳辅料、润湿剂与胶囊型号,制备黄芩胶囊。

【检查】

(1) 性状。

描述制备的胶囊内容物的性状,包括形态、色泽、气味等。

(2) 定性鉴别。

取 4 粒胶囊内容物,于一锥形瓶中,加 20 mL 乙醇,超声振荡 15 min,滤过,滤液水浴蒸干,残留物溶于 20 mL 乙酸乙酯,滤过,滤液水浴挥干,用甲醇溶解并定容于 2 mL 容量瓶中,作为供试品溶液。取无黄芩空白样品,按同样方法,制得阴性对照品溶液。另取黄芩对照品,加甲醇制成 0.5 mg/mL 的溶液,作为对照品溶液。吸取上述三种溶液各 5 μL,分别点于同一聚酰胺薄膜上,以 36% 醋酸溶液展开,展距 10 cm,取出,晾干。喷 1% 三氯化铁乙醇溶液,供试品与对照品在相应位置上显示出相同的绿色斑点,阴性对照品则呈阴性。

取 4 粒胶囊内容物,于一锥形瓶中,加 20 mL 甲醇,超声振荡 20 min,滤过,滤液水浴蒸干,残留物溶于 20 mL 乙酸乙酯,滤过,滤液水浴挥干,用甲醇溶解并定容于 2 mL 容量瓶中,作为供试品溶液。取无黄芩空白样品,按同样方法,制得阴性对照品溶液。另取黄芩苷对照品,加甲醇制成 1 mg/mL 的溶液,作为对照品溶液。照薄层色谱法实验,吸取上述三种溶液各 5 μL,分别点于同一以含 4% 醋酸钠的羧甲基纤维素钠溶液为黏合剂的硅胶 G 薄层板上,以醋酸乙酯-丁酮-甲酸-水(5:3:1:1)为展开剂,预平衡 30 min,展开,展距 10 cm,取出,晾干。喷 1% 三氯化铁乙醇溶液,供试品与对照品在相应位置上显示出相同的暗绿色斑点,阴性对照品则呈阴性。

(3) 装量差异。

取供试品 10 粒,分别精密称定重量,倾出内容物,硬胶囊用小刷拭净,精密称定胶囊壳的重量,求出每粒内容物的装量,结果填入表 24-6 中,每粒装量与平均装量比较,应当在 ±10% 以内,超出装量差异的胶囊不得多于 2 粒,并不得有 1 粒超出限度的 1 倍。

表24-6 装量差异测定结果

编号	粒重(g)	编号	粒重(g)
1		6	
2		7	
3		8	平均粒重：
4		9	$RSD=$
5		10	评价及原因分析：

（4）崩解时限。

取供试品6粒，分别置于升降式崩解仪的吊篮的玻璃管中（需加挡板），启动崩解仪进行检查，结果填入表24-7中，各粒均应在30 min内全部崩解，如有1粒不能完全崩解，应另取6粒复试，均应符合规定。

表24-7 崩解时限测定结果

编号	1	2	3	4	5	6
崩解时限(min)						

【注解】

（1）功能主治：本品消炎解毒。用于上呼吸道感染，细菌性痢疾等。

（2）用法用量：口服，一次1~2粒，一日3~4次。

五、思考题

（1）常见的胶囊种类有哪些？

（2）胶囊剂的质量检查项目有哪些？

（3）胶囊填充的方法有哪些？

实验二十五　老鹳草软膏的制备工艺及质量研究

一、实验目的

（1）掌握正交实验优选药物提取工艺的方法；正交实验设计法的数据处理；软膏剂的制备方法。

（2）熟悉老鹳草软膏剂的质量检查方法。

二、实验原理

老鹳草为牻牛儿苗科植物牻牛儿苗（*Erodium stephanianum* Willd）、老鹳草（*Geranium wilfordii* Maxim）或野老鹳草（*Geranium carolinianum* L.）的干燥地上部分，前者习称"长嘴老鹳草"，后两者习称"短嘴老鹳草"，夏、秋二季果实近成熟时采割，捆成把，晒干。老鹳草具有祛风湿、通经络、止泻痢等功效，临床主要用于风湿痹痛、麻木拘挛、筋骨酸痛、泄泻痢疾。其主要化学成分包括鞣质、挥发油、黄酮类和有机酸等，老鹳草中富含鞣质，含量达2%，其许多药理活性与鞣质含量密切相关，水解产物有没食子酸和鞣花酸，没食子酸为老鹳草的特征化学成分。

临床上，老鹳草除了以生药入药外，常用外用制剂为软膏剂。老鹳草软膏由单味药材老鹳草提取制备而得，具有除湿解毒、收敛生肌，用于湿毒蕴结所致的湿疹、痈、疔、疮、疖及小面积水、火烫伤，收载于现行版《中华人民共和国药典》。因此，本实验以老鹳草为实验对象，以出膏率及没食子酸转移率为评价指标，采用4水平3因素正交实验设计法，优选老鹳草水提工艺，以最佳提取工艺提取并制备老鹳草软膏剂，并对软膏的质量进行评价。

三、实验仪器与试药

（1）仪器：高效液相色谱仪，循环水式真空泵，具塞锥形瓶，量筒，烧杯，圆底烧瓶，布氏漏斗，展开槽，干燥箱，硅胶G薄层板，电炉，分析天平等。

（2）试药：老鹳草，甲醇，磷酸，没食子酸对照品，无水乙醇，羊毛脂，凡士林，尼泊金乙酯，槲皮素对照品，甲苯，甲酸乙酯，甲酸，三氯化铁，硅胶G薄层板，纯化水等。

四、实验内容

1.没食子酸含量的测定

（1）高效液相色谱条件。

色谱柱：Hypersil ODS2(250 mm×4.6 mm,5 μm)；流动相：以甲醇为流动相A，以0.1%磷酸溶液为流动相B，按表25-1中的规定进行梯度洗脱；流速：1.0 mL/min；检测波长：273 nm；柱温：25 ℃。

表25-1 梯度洗脱时间及溶剂比例

时间(min)	流动相A	流动相B
0～15	0→11%	100%→89%
15～16	11%→100%	89%→0

（2）对照品溶液的制备。

取没食子酸对照品适量，精密称定，加50%甲醇制成每1 mL含40 μg的溶液，即得。

（3）供试品溶液的制备。

取适量样品，精密称定，置具塞锥形瓶中，精密加入50%甲醇100 mL，称定重量，加热回流30 min，放冷，再称定重量，用50%甲醇补足减失的重量，摇匀，滤过，取续滤液，即得。

（4）测定法。

取对照品溶液和供试品溶液，进样10 μL，进行高效液相色谱法测定，以峰面积外标法计算样品中的没食子酸含量。

2. 老鹳草的提取工艺

取老鹳草适量,加水煎煮,煎煮液滤过,浓缩至相对密度为 1.05~1.10 (80~85 ℃),加入等量乙醇使之沉淀,静置,滤取上清液。

3. 出膏率的测定

精密量取醇沉后的上清液 25 mL,置于已干燥至恒重的蒸发皿中,在水浴上蒸干后,于 105 ℃干燥 30 min,置于干燥器中冷却至室温,称重,重复以上步骤直至恒重,出膏率的计算公式为

$$\eta = \frac{\dfrac{m_1}{V_1} \times V_2}{m_2}$$

式中,η 为出膏率,m_1 为得到的干膏质量,V_1 为取样体积,V_2 为上清液体积,m_2 为投料量。

4. 没食子酸转移率的测定

采用高效液相色谱法分别测定老鹳草药材和提取液中的没食子酸含量,计算转移率,其计算公式如下

$$转移率 = \frac{M_1}{M_2} \times 100\%$$

式中,M_1 为老鹳草提取液中没食子酸的量(mg),M_2 为老鹳草药材中没食子酸的量(mg)。

5. 水提工艺优化

(1) 单因素实验。

加水量对提取效率的影响:在提取时间为 60 min,煎煮次数为 2 次的条件下,采用不同的加水量(8 倍、10 倍、12 倍、14 倍、16 倍)进行提取,考察不同加水量对提取效率的影响。

提取时间对提取效率的影响:在加水量为 12 倍,煎煮次数为 2 次的条件下,采用不同的煎煮时间(30 min、60 min、90 min、120 min、150 min)进行提取,考察不同煎煮时间对提取效率的影响。

煎煮次数对提取效率的影响:在加水量为 12 倍、提取时间为 60 min 的条件下,采用不同的煎煮次数(1 次、2 次、3 次、4 次、5 次)进行提取,考察不同煎煮次数对提取效率的影响。

（2）正交实验。

取 50 g 药材，按表 25-2 所示以加水量、提取时间、煎煮次数为因素，参照单因素实验结果，每个因素选取 3 个水平，按照表 25-3 安排的正交实验条件，加入一定倍量的水，煎煮一定时间，提取一定次数，煎液滤过，滤液合并，浓缩至 200 mL，加入等量的 95％乙醇使之沉淀，静置，滤取上清液，测定浸膏率和没食子酸转移率，确定最佳提取工艺。

表 25-2 正交实验因素水平表

水平	因素		
	A 加水量（倍）	B 提取时间（min）	C 煎煮次数（次）
1			
2			
3			

表 25-3 正交实验表及结果

实验号	A	B	C	浸膏率 η	没食子酸转移率
1	1	1	1		
2	1	2	2		
3	1	3	3		
4	2	1	2		
5	2	2	3		
6	2	3	1		
7	3	1	3		
8	3	2	1		
9	3	3	3		
干膏率	K_1				
	K_2				
	K_3				
	K_1				
	K_2				
	K_3				
	R				

实验号	A	B	C	浸膏率 η	没食子酸转移率
没食子酸	K_1				
	K_2				
	K_3				
	K_1				
	K_2				
	K_3				
	R				

6. 老鹳草软膏的制备

【处方】

老鹳草	100 g	羊毛脂	5 g
凡士林	适量	尼泊金乙酯	0.03 g

【制法】

取1000 g老鹳草,按照优选的最佳提取工艺提取(加入一定倍量水,煎煮一定时间,提取一定次数),煎液滤过,滤液合并,浓缩至相对密度为1.05～1.10(80～85 ℃),加入等量的95%乙醇使之沉淀,静置,滤取得到最终的上清液,浓缩至适量,加入尼泊金乙酯0.03 g、羊毛脂5 g与凡士林适量,混匀,制成100 g,即得老鹳草软膏。

【检查】

(1) 性状。

本品为棕黄色至棕褐色或褐紫色的软膏。

(2) 定性鉴别。

取本品2 g,加乙醇50 mL,加热回流30 min,滤过,滤液蒸干,残渣加乙醇1 mL使溶解,作为供试品溶液。另取没食子酸对照品、槲皮素对照品,加甲醇制成每1 mL各含0.5 mg的混合溶液,作为对照品溶液。吸取上述两种溶液各5 μL,分别点于同一硅胶G薄层板上,以甲苯-甲酸乙酯-甲酸(6∶3∶1)为展开剂,展开,取出,晾干,喷以2%三氯化铁乙醇溶液。供试品色谱中,在与对照品色谱相应的位置上,显示出相同颜色的斑点。

(3) 含量测定。

对照品溶液的制备:取没食子酸对照品适量,精密称定,加入50%甲醇制成每1 mL含40 μg的溶液,即得。

供试品溶液的制备：取老鹳草软膏约1 g，精密称定，置于具塞锥形瓶中，精密加入50％甲醇50 mL，称定重量，加热回流30 min，放冷，再称定重量，用50％甲醇补足减失的重量，摇匀，滤过，取续滤液，即得。

测定法：分别精密吸取对照品溶液与供试品溶液各10 μL，注入液相色谱仪，参照本实验中"没食子酸"的色谱条件测定。本品每1 g含老鹳草以没食子酸($C_7H_6O_5$)计，不得少于1.8 mg。

【注解】

（1）功能与主治：除湿解毒，收敛生肌。用于湿毒蕴结所致的湿疹、痈、疔、疮、疖及小面积水、火烫伤。

（2）用法与用量：外用，涂敷患处，一日1次。

五、思考题

（1）影响药材提取的主要因素有哪些？

（2）软膏剂的质量检查项目主要有哪些？